Mit freundlicher Unterstützung von

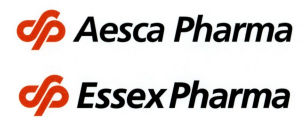

Zytokine und chronisch-entzündliche Darmerkrankungen – Pathogenese und Therapie

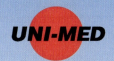

UNI-MED Verlag AG
Bremen - London - Boston

Kaser, Arthur:
Zytokine und chronisch-entzündliche Darmerkrankungen – Pathogenese und Therapie/Arthur Kaser.-
1. Auflage - Bremen: UNI-MED, 2009
(UNI-MED SCIENCE)
ISBN 978-3-8374-1146-1

© 2009   by UNI-MED Verlag AG, D-28323 Bremen,
         International Medical Publishers (London, Boston)
         Internet: www.uni-med.de, e-mail: info@uni-med.de
Printed in Europe

Das Werk ist urheberrechtlich geschützt. Alle dadurch begründeten Rechte, insbesondere des Nachdrucks, der Entnahme von Abbildungen, der Übersetzung sowie der Wiedergabe auf photomechanischem oder ähnlichem Weg bleiben, auch bei nur auszugsweiser Verwertung, vorbehalten.

Die Erkenntnisse der Medizin unterliegen einem ständigen Wandel durch Forschung und klinische Erfahrungen. Die Autoren dieses Werkes haben große Sorgfalt darauf verwendet, daß die gemachten Angaben dem derzeitigen Wissensstand entsprechen. Das entbindet den Benutzer aber nicht von der Verpflichtung, seine Diagnostik und Therapie in eigener Verantwortung zu bestimmen.

Geschützte Warennamen (Warenzeichen) werden nicht besonders kenntlich gemacht. Aus dem Fehlen eines solchen Hinweises kann also nicht geschlossen werden, daß es sich um einen freien Warennamen handele.

UNI-MED. Die beste Medizin.

In der Reihe UNI-MED SCIENCE werden aktuelle Forschungsergebnisse zur Diagnostik und Therapie wichtiger Erkrankungen "state of the art" dargestellt. Die Publikationen zeichnen sich durch höchste wissenschaftliche Kompetenz und anspruchsvolle Präsentation aus. Die Autoren sind Meinungsbildner auf ihren Fachgebieten.

Vorwort und Danksagung

Der Fall eines 12-jährigen Kindes mit neu diagnostiziertem M. Crohn und trotz eineinhalbjähriger extensiver Therapie schwerstem Verlauf hat in den frühen Neunziger-Jahren Ärzte am *Academic Medical Centre* in Amsterdam dazu bewogen, einen als "cA2" bezeichneten anti-TNFα-Antikörper, den wir heute als Infliximab kennen und der eigentlich als Therapie der Sepsis entwickelt wurde, erstmals bei einer chronisch-entzündlichen Darmerkrankung einzusetzen. Damit begann der Siegeszug der anti-TNFα-Antikörper bei chronischer Entzündung, nicht nur bei M. Crohn, sondern auch bei der Colitis ulcerosa, und auch außerhalb des Gebiets der Gastroenterologie bei rheumatologischen und dermatologischen Indikationen. Neben Infliximab sind zwischenzeitlich auch andere anti-TNFα-Antikörper, davon abgeleitete Fragmente, und auch lösliche TNFα-Rezeptor-Fusionsproteine im Einsatz, die allesamt zum Ziel haben, den TNFα-Signalweg zu blockieren. Während anti-TNFα-Strategien zunächst "rescue" Medikamente bei Versagen aller anderen medikamentös-therapeutischen Optionen waren, ist ihr Platz in den therapeutischen Algorithmen in den letzten 10 Jahren weiter Richtung früherem Einsatz gewandert, nachdem große klinische Studien in mehreren Indikationen, zunächst ausgehend von der Rheumatologie, gezeigt haben, dass ein früherer Einsatz einer anti-TNFα-Therapie langfristig Vorteile bieten kann. Aber nicht nur die Optimierung der anti-TNFα-Therapie stand in den letzten Jahren im Vordergrund, sondern auch die Entwicklung neuer Therapiestrategien, die unser in den letzten Jahren umfangreich gewachsenes Verständnis zur Pathophysiologie chronisch-entzündlicher Darmerkrankungen auch in die klinische Praxis übertragen. Insbesondere Strategien, die die pathogene Rolle von T-Lymphozyten und mit diesen im Zusammenhang stehende Zytokine als Therapie-Modalität haben, sind bereits in fortgeschrittenen Phasen der klinischen Erprobung, und erlauben uns so einen Blick in die Zukunft. Diese neuen Therapien müssen ihren Platz neben anti-TNFα-Therapien allerdings erst finden, und zweifelsohne haben die vorhandenen anti-TNFα-Therapien die Hürde für neue Therapien bei CED sehr hoch gelegt.

Die oben genannten neuen Therapien sind aus präklinischen Untersuchungen zur Pathophysiologie, besonders Tiermodellen der Erkrankung, der letzten 5-10 Jahre hervorgegangen, die unser Verständnis von M. Crohn und Colitis ulcerosa zweifelsohne substantiell erweitert haben. In den beiden letzten Jahren hat sich durch genomweite Assoziationsstudien die Zahl der bekannten Gen-Loci, die mit M. Crohn und Colitis ulcerosa assoziiert sind, vervielfacht, und sich somit unser Verständnis der genetischen Grundlage der beiden Erkrankungen massiv erweitert. Daraus haben sich völlig neue Mechanismen der Erkrankungsentstehung ergeben, wie etwa der biologische Mechanismus der Autophagie, und zweifelsohne werden auch diese neuen Erkenntnisse ihren translationalen Weg in zukünftige Therapien finden.

In diesem Buch möchten wir einen aktuellen Überblick über M. Crohn und Colitis ulcerosa bieten, und einen Bogen spannen von der Pathophysiologie der Erkrankungen, der Rolle von TNFα und dem zeitgemäßen Einsatz von anti-TNFα-Präparaten, und ein besonderes Augenmerk auf den pädiatrischen M. Crohn richten. Weiters möchten wir einen Ausblick geben auf neue Therapien, die sich am Horizont abzeichnen, und dies aber gleichzeitig verbinden mit praktischen Aspekten, die in der Behandlung mit anti-TNFα-Präparaten wichtig erscheinen und einen erfolgreichen und sicheren Umgang damit erlauben.

Mein besonderer Dank an dieser Stelle gilt den Ko-Autoren dieses Buchs, die durch ihren herausragenden Einsatz dieses Werk möglich gemacht haben.

Innsbruck, im April 2009   *Arthur Kaser*

Autoren

Priv.-Doz. Dr. med. Stephan Brand
Medizinische Klinik II
Klinikum der Universität München-Großhadern
Marchioninistraße 15
D-81377 München

Kap. 5.

Prof. Dr. Andre Franke
Institut für Klinische Molekularbiologie
Christian-Albrechts Universität zu Kiel
Schittenhelmstraße 12
D-24105 Kiel

Kap. 1.

A.Univ.-Prof. Dr. Arthur Kaser
Univ.-Klinik für Innere Medizin II
(Gastroenterologie & Hepatologie)
Medizinische Universität Innsbruck
Anichstraße 35
A-6020 Innsbruck

Kap. 1.

Prim. Univ.-Prof. Dr. Peter Knoflach
Abteilung Innere Medizin I
Klinikum der Kreuzschwestern
Grieskirchnerstraße 42
A-4600 Wels

Kap. 6.

Dr. Alexander R. Moschen
Univ.-Klinik für Innere Medizin II
(Gastroenterologie & Hepatologie)
Medizinische Universität Innsbruck
Anichstraße 35
A-6020 Innsbruck

Kap. 8.

Priv.-Doz. Dr. Thomas Ochsenkühn
CED-Zentrum der Universität München
Klinikum Großhadern
Medizinische Klinik II
Marchioninistraße 15
D-81377 München

Kap. 4.

Prof. Dr. Michael Radke
Klinikum Ernst von Bergmann
Klinik für Kinder- und Jugendmedizin
Charlottenstraße 72
D-14467 Potsdam

Kap. 3.

A.Univ.-Prof. Dr. Walter Reinisch
Klinische Abteilung für Gastroenterologie & Hepatologie, AKH Wien
Arbeitsgruppe Chronisch Entzündliche Darmerkrankungen
Medizinische Universität Wien
Währinger Gürtel 18-20
A-1090 Wien

Kap. 7.

Priv.-Doz. Dr. med. Julia Seiderer
Medizinische Klinik II
Klinikum der Universität München-Großhadern
Marchioninistraße 15
D-81377 München

Kap. 5.

Prim. Univ.-Prof. Dr. Herbert Tilg
Abteilung für Innere Medizin
Akademisches Lehrkrankenhaus Hall in Tirol
Milserstraße 10
A-6060 Hall in Tirol

Kap. 2.

Inhaltsverzeichnis

1.	**Pathophysiologie und Genetik chronisch-entzündlicher Darmerkrankungen**	**12**
1.1.	Einleitung	12
1.2.	Rolle von Tumor Nekrose Faktorα (TNFα)	13
1.3.	Rolle von IL-10	14
1.4.	Angeborene Immunität	15
1.4.1.	NOD2	15
1.4.2.	Makrophagen	16
1.4.3.	Rolle des intestinalen Epithels	16
1.4.4.	Endoplasmatischer Retikulum (ER)-Stress	17
1.4.5.	Autophagie	19
1.4.6.	Mikrobielle Flora	20
1.5.	Adaptive Immunität	21
1.6.	Literatur	23
2.	**Rolle der anti-TNF-Therapie bei Morbus Crohn und Colitis ulcerosa**	**26**
2.1	Einleitung	26
2.2.	Anti-TNF-Strategien bei Morbus Crohn	26
2.2.1.	Infliximab	26
2.2.2.	Adalimumab	28
2.2.3.	Certolizumab	29
2.3.	Anti-TNF-Strategien (Infliximab) bei Colitis ulcerosa	29
2.4.	Literatur	31
3.	**Chronisch entzündliche Darmerkrankungen bei Kindern und Jugendlichen – Klinik, Diagnostik und Therapie**	**34**
3.1.	Einleitung	34
3.2.	Epidemiologie	34
3.3.	Ätiologie und Pathogenese	34
3.4.	Diagnostik	35
3.5.	Anamnese	36
3.6.	Körperliche Untersuchung	37
3.7.	Labordiagnostik	38
3.8.	Klinische und Labordiagnostik zur Erfassung der Krankheitsaktivität	38
3.9.	Bildgebende Diagnostik	39
3.10.	Histologie	42
3.11.	Neue Endoskopieverfahren	43
3.12.	Therapie	43
3.13.	Literatur	49

4. Therapie der CED mit Immunmodulatoren und anti-TNF-Therapien: Empfehlungen und Richtlinien für die Praxis — 52

- 4.1. Morbus Crohn — 52
- 4.2. Colitis ulcerosa — 53
- 4.2.1. Infliximab — 54
- 4.2.2. Adalimumab — 59
- 4.2.3. Certolizumab — 60
- 4.2.4. Wechsel zwischen verschiedenen anti-TNF-Therapien — 61
- 4.3. Ausblick — 61
- 4.4. Literatur — 62

5. Sicherheitsaspekte von anti-TNFα-Therapien — 64

- 5.1. Einleitung — 64
- 5.2. Infliximab — 64
- 5.3. Adalimumab — 69
- 5.4. Certolizumab — 70
- 5.5. Literatur — 73

6. Anti-TNF-Ausblick — 80

- 6.1. Stellenwert der verschiedenen TNF-Antikörper — 80
- 6.2. Anti-TNF-Therapie extraintestinaler Manifestationen von CED — 83
- 6.3. Literatur — 86

7. Neue Antikörper-basierte Therapien — 90

- 7.1. Anti-Integrin-Antikörper — 90
- 7.1.1. Natalizumab — 90
- 7.1.2. MLN02 — 91
- 7.1.3. CCX282-B — 91
- 7.2. Antagonisierung von Interleukin-12 und Interleukin-23 — 92
- 7.2.1. ABT-874 — 92
- 7.2.2. Ustekinumab — 93
- 7.2.3. Apilimod — 93
- 7.3. Literatur — 94

8. Neue Therapiestrategien in der Behandlung chronisch entzündlicher Darmerkrankungen — 98

- 8.1. Hemmung von Zytokinen — 98
- 8.1.1. Interleukin-12 (IL-12) — 98
- 8.1.2. Interleukin-6 (IL-6) — 98
- 8.1.3. Interferon gamma (IFN-γ) — 99
- 8.2. Signalkaskaden — 99
- 8.2.1. CNI 1493: ein Hemmstoff der *c-Jun N-terminal kinase* (JNK) und p38 *mitogen activated protein kinase* (MAPK) — 99
- 8.2.2. Delmitide (RDP-58): ein Inhibitor des pre-MAPK, MyD88-IRAK-TRAF6-Protein-Komplexes — 100

8.3.	Hemmung der T-Zell-Aktivierung	100
8.3.1.	Visilizumab: ein humanisierter anti-CD3 monoklonaler Antikörper	100
8.3.2.	Abatacept (Orencia®): ein CTLA4-Immunoglobulin Fusionsprotein	100
8.3.3.	IDEC-131: ein humanisierter anti-CD40-Ligand-Antikörper	101
8.3.4.	Basiliximab und Daclizumab: zwei humanisierte IL-2-Rezeptor-alpha-Ketten (CD25) monoklonale Antikörper	101
8.4.	Blockierung der Zell-Migration	101
8.4.1.	Natalizumab (Tysabri®): ein anti-α_4 Integrin monoklonaler Antikörper	101
8.4.2.	Firategrast (GSK683699, SB-683699, T-0047): ein oraler Integrin $\alpha4$ Antagonist	102
8.4.3.	MLN02: ein anti-$\alpha4\beta7$ Integrin monoklonaler Antikörper	102
8.4.4.	Alicaforsen (ISIS2302): ein ICAM1 *antisense oligonucleotide*	102
8.4.5.	CCX282-B: ein oraler CCR9 Antagonist	102
8.5.	Sonstige Therapiestrategien	102
8.5.1.	Filgrastim (G-CSF) und Sargramostim (GM-CSF)	102
8.5.2.	Somatotropin (STH, Wachstumshormon)	103
8.5.3.	Tetomilast (OPC-6535; *phosphodiesterase-4 inhibitor, superoxide anion production inhibitor*)	103
8.5.4.	Prochymal (adulte humane mesenchymale Stammzellen)	103
8.5.5.	Rivenprost (ONO-4819CD; *intravenous EP4-selective agonist*)	103
8.5.6.	Atorvastatin	104
8.5.7.	Phosphatidylcholin	104
8.6.	Literatur	104

Index — 107

Pathophysiologie und Genetik chronisch-entzündlicher Darmerkrankungen

1. Pathophysiologie und Genetik chronisch-entzündlicher Darmerkrankungen

1.1. Einleitung

Im Wesentlichen drei Entitäten machen chronisch-entzündliche Darmerkrankungen (CED) aus, M. Crohn, Colitis ulcerosa und die indeterminierte Colitis. Während sich M. Crohn in allen Abschnitten des Darms manifestieren kann und alle Wandschichten betrifft, findet sich Entzündung bei der Colitis ulcerosa ausschließlich im Colon, vorwiegend in den oberflächlichen Schichten der Schleimhaut. M. Crohn ist weiters charakterisiert durch sog. *skip lesions*, d.h. Abschnitte von Entzündung im Darm, die direkt und unmittelbar angrenzen an normale Schleimhaut. Beide Erkrankungen können in jedem Lebensalter erstmals auftreten, manifestieren sich aber am häufigsten in der 3. und 4. Lebensdekade. Weiters ist beiden Erkrankungen gemeinsam, dass sie ein Zusammenspiel genetischer Faktoren und Umweltfaktoren zur Ursache haben, wobei der relative Anteil der genetischen Komponente beim M. Crohn größer ist. Dies wird gut in Studien eineiiger Zwillinge veranschaulicht, in denen Konkordanzraten für das Auftreten der jeweiligen Erkrankung von etwa 40-50% für M. Crohn und 10-15% für Colitis ulcerosa berichtet wurden.

Die indeterminierte Colitis stellt eine Sonderform von CED dar, bei der eine eindeutige Zuordnung zu M. Crohn und Colitis ulcerosa nicht möglich ist. In diesem Zusammenhang bemerkenswert ist auch, dass sich in manchen Fällen die Ausprägung der Erkrankung über die Zeit deutlich wandeln kann, und auch Diagnosewechsel im Laufe eines längeren Zeitraums möglich sind. Gleichermaßen ist ein Wechsel des Typs der CED über Generationen hinweg beschrieben. Genomweite Assoziationsstudien haben eine wahrscheinliche Erklärung dieser Phänomene erbracht, indem ein Teil der Suszeptibilitätsloci gleichermaßen für M. Crohn als auch Colitis ulcerosa prädisponieren. Ein weiterer Aspekt, der beide Erkrankungen eint, ist das Auftreten extraintestinaler Manifestationen. Diese beinhalten unter anderem Gelenkerkrankungen wie periphere Arthritis, spondylosierende Ankylitis und Sakroiliitis, dermatologische Erkrankungen wie Erythema nodosum und Pyoderma gangraenosum, entzündliche Augenläsionen und auch die primär sklerosierende Cholangitis. Ein weiterer interessanter Aspekt beider Erkrankungen ist, dass der Großteil der medikamentösen Therapien sowohl bei M. Crohn als auch Colitis ulcerosa wirksam ist. Zusammenfassend deuten viele dieser Aspekte, insbesondere die überlappenden genetischen Suszeptibilitätsloci, darauf hin, dass M. Crohn und Colitis ulcerosa viel mehr gemeinsam haben, als wir lange Zeit wahrgenommen haben, und die genannten beiden Entitäten Extreme der klinischen Präsentation eines Kontinuums chronisch-entzündlicher Darmerkrankungen darstellen.

Eine Frage, die wir der weiteren Besprechung spezifischer Aspekte der Pathophysiologie vorausschicken möchten, ist, woher denn nun eigentlich unsere Erkenntnisse zur Pathophysiologie der CED stammen. Den untrüglichsten und klarsten Beweis für die Involvierung spezifischer Mechanismen liefern uns therapeutisch effektive Modalitäten. Während Kortikosteroide aufgrund ihrer äußerst pleiotropen Wirkungsweise nur relativ unscharf die Involvierung von "entzündlichen" Vorgängen identifizieren, und auch Mesalazin und Derivate aufgrund ihrer weiterhin wenig aufgeklärten Wirkungsweise nur wenig Aufschluss über Krankheitsmechanismen erbrachten, haben gerade die sog. Biologicals, wie etwa anti-TNFα, anti-IL-12/23p40, anti-α_4 Integrin und anti-$\alpha_4\beta_7$ Integrin wichtige Aufschlüsse über die Erkrankung gebracht. Auch chirurgische Verfahren haben zu unserem Verständnis der Erkrankungen beigetragen, wie etwa die Ausleitung von Darminhalt über ein Stoma, welches zur Abheilung nachgeschalteter Darmabschnitte führt; daraus wurde abgeleitet, dass luminaler Inhalt, möglicherweise insbesondere die mikrobielle Flora des Darms, eine wesentliche Rolle in der Perpetuierung der Erkrankung spielt.

Die Entwicklung und klinische Testung genannter "Biologicals" selbst ist wiederum Ergebnis von Erkenntnissen, die entweder aus Tiermodellen stammen (zB anti-IL-12/23p40, anti-α_4 Integrin, anti-$\alpha_4\beta_7$ Integrin) oder aber direkt aus rein deskriptiven Daten der humanen CED abgeleitet wurden, wie es auf anti-TNFα-Strategien zutrifft. Sowohl Tiermodelle und umso mehr deskriptiv humane Daten der CED können somit Hypothesen zur Involvierung spezifischer Mediatoren bei der humanen Erkrankung formulieren, und diese können dann entsprechend in klinischen Studien getestet werden. Gerade Erkenntnisse aus Tiermodellen der Erkrankung haben uns auf diese Weise in den letzten Jahren die wesentlichen neuen Erkenntnisse über CED beschert. Dies hat zwangsläufig aber auch die Limitationen aufgezeigt, sowohl deskriptive Daten als auch artifizielle Tiermodelle der Erkrankung betreffend; anhand dieser präklinischen Daten wäre erwartbar gewesen, dass anti-TNFα-Strategien lediglich für M. Crohn effektiv sein würden, allerdings wenig Effekt bei Colitis ulcerosa haben sollten, was sich bekanntlich als inkorrekt herausgestellt hat. Gleichermaßen wurde das diesem Rational zugrundeliegende Th1/Th2-Konzept weiters auch durch die zum Teil negativen Ergebnisse der anti-IFNγ-Therapien bei M. Crohn auf die Probe gestellt. Sehr interessant wird in diesem Zusammenhang sein, inwieweit und in welcher Form es möglich sein wird, Erkenntnisse aus Untersuchungen zur genetischen Grundlage der Erkrankung in neue therapeutische Vorgangsweisen umzusetzen.

Vor diesem Hintergrund sollen auf den folgenden Seiten wesentliche Aspekte unseres aktuellen mechanistischen Verständnisses der CED besprochen werden.

1.2. Rolle von Tumor Nekrose Faktorα (TNFα)

Evidenz für eine Rolle von TNFα bei CED wurde zunächst Anfang der 90er Jahre in humandeskriptiven Studien berichtet, in denen erhöhte TNFα-Konzentrationen in Mucosa, Serum und Stuhl von CED Patienten berichtet wurde (Murch et al., 1991; Braegger et al., 1992). Genaugenommen waren diese rein deskriptiven Daten die Grundlage für die erstmalige Pilot-Administration des anti-TNFα-Antikörpers Infliximab (der eigentlich für die Therapie der Sepsis primär entwickelt und klinisch getestet wurde) bei einer pädiatrischen Patientin mit schwerem und auf konventionelle Therapie refraktärem M. Crohn durch Sander van Deventer in Amsterdam und Kollegen (Derkx et al., 1993). Die genannte Patientin sprach auf zwei Infusionen von Infliximab (damals cA2 genannt) in 14-tägigem Abstand dramatisch an, und dieser Erfolg war letztlich die Grundlage für die weitere klinische Testung und somit Ausgangspunkt für die inzwischen sehr breite Anwendung von anti-TNFα-Strategien bei M. Crohn und mittlerweile auch Colitis ulcerosa.

Aus einer biologisch-mechanistischen Perspektive betrachtet war der Erfolg dieser Therapien (zumindest in einem Gutteil der so behandelten Patienten) ein unumstößlicher Beweis für die ganz zentrale Relevanz des Zytokins TNFα bei der humanen Erkrankung. Erst später konnte die Rolle von TNFα in der Pathophysiologie der Entzündung im Darm anhand von in vivo Mausmodellen weiter aufgeklärt werden. Besonders in Haptenbasierten Colitis Modellen waren die Ergebnisse einer TNFα-Blockade zum Teil variabel, und reflektierten nicht die große Potenz dieser Strategie bei der humanen Erkrankung. Ein wesentliches und wichtiges Mausmodell zur TNFα-Biologie wurde in 1999 berichtet, in der eine genetische Deletion in der 3'-untranslatierten Region der TNFα-mRNA untersucht wurde ($Tnf^{\Delta ARE}$ Mausmodell) (Kontoyiannis et al., 1999). Deletion genannter Region führt zu einer fehlregulierten on/off Regulation der TNFα-Translation. Diese Maus war charakterisiert durch eine deutliche TNFα-Überproduktion und vor allem durch eine früh auftretende spontane Schleimhautentzündung im terminalen Ileum und proximalen Colon, sowie eine gleichzeitig auftretende entzündliche Arthritis. TNFα wird von diversen myeloiden Entzündungszellen als auch lymphoiden Zellen produziert, kann aber auch von einer breiten Palette von non-Immunzellen unter bestimmten Bedingungen produziert werden, darunter auch von spezialisierten Epithelzellen am Kryptengrund des Dünndarms, den sogenannten Panethzellen.

In einer rezenten Arbeit aus dem Glimcher Lab wurde ein neuer Aspekt der TNFα-Biologie im Kontext intestinaler Inflammation berichtet. Die Autoren beschrieben ein Mausmodell, in dem genetisch sowohl das recombination activating gene (*Rag*), welches für die Diversität des T- und B-Zell-Rezeptors verantwortlich ist, als auch das Gen für den prototypischen Th1-Transkriptionsfaktor t-bet ausgeschaltet wurde (Garrett et al., 2007). Dabei zeigte sich unerwarteterweise das Auftreten einer spontanen Colitis, die histologisch sehr große Ähnlichkeit mit der humanen Colitis ulcerosa hatte. Die auftretende Colitis war abhängig von TNFα. In mehreren sehr eleganten Experimenten konnte gezeigt werden, dass die Abwesenheit von *Rag* und *t-bet* zu einer dramatischen Veränderung der mikrobiellen Darmflora führte, die dann auch nach Übertragung auf eine nichtgendefiziente Maus eine Colitis auslösen konnte (Garrett et al., 2007). Bemerkenswerterweise war diese Colitis wiederum von TNFα abhängig, das heißt genannte "colitogene" Flora induzierte die TNFα-Expression, vorwiegend in dendritischen Zellen, und TNFα selbst war wiederum der entscheidende Faktor, der zur Colitis führte (Garrett et al., 2007).

Bemerkenswert in diesem Zusammenhang ist auch, dass die inzwischen mehr als 30 genetischen Loci, die mit M. Crohn und Colitis ulcerosa assoziiert wurden, Gene betreffen, deren Funktion nicht mittel- und unmittelbar mechanistisch mit TNFα verbunden sind, noch direkt TNFα, seine Rezeptoren, oder auch direkt down stream lokalisierte Genprodukte betreffen. Anders ausgedrückt: während TNFα zweifelsohne eine zentrale Rolle in der entzündlichen Endstrecke des M. Crohn und der Colitis ulcerosa hat, ist der mechanistische Zusammenhang mit der zumindest genetischen Grundlage der Erkrankungen (wie im Moment bekannt) alles andere von klar. Dies hat zweifelsohne natürlich auch damit zu tun, dass wir abgesehen von ganz wenigen der assoziierten Gene (*Nod2*, *Xbp1*, *Stat3*, *Atg16l1*) kaum mechanistisches Verständnis der identifizierten Loci und Genprodukte im Kontext intestinaler Inflammation haben.

1.3. Rolle von IL-10

Drei in einer einzelnen Ausgabe von *Cell* publizierten Arbeiten zu intestinaler Inflammation im murinen System hatten erstmals gezeigt, dass genetische Deletion von Zytokin-Genen oder auch genetische Veränderungen im T-Zell-Rezeptor-α-Gen zum Auftreten einer spontanen Enterocolitis führen können. Besondere Beachtung fand jenes Paper von Kühn et al, in dem eine spontane Enterocolitis in IL-10-defizienten Mäusen berichtet wurde (Kuhn et al., 1993). IL-10 ist ein potentes antiinflammatorisches Zytokin, das primär aus myeloiden, aber auch lymphoiden Zellen stammt. Das intestinale Epithel von colitischen IL-10$^{-/-}$ Mäu-

sen zeigte einen "entzündeten" Phänotyp mit z.B. deutlicher Expression von MHC II Molekülen, was als sekundär zur primär myeloid/lymphoid-angetriebenen Inflammation in der Mucosa interpretiert wurde. Bemerkenswerterweise und wiederum auf die wichtige Rolle der mikrobiellen Flora hinweisend, waren keimfrei aufgezogene IL-10$^{-/-}$ Mäuse vor der Entwicklung einer spontanen Enterocolitis geschützt (Kuhn et al., 1993). Auf Grundlage dieser Daten aus dem Mausmodell wurde IL-10 als therapeutisch zu verabreichendes Zytokin für die humane Applikation bei CED entwickelt, und auch in klinischen Studien evaluiert. Die berichteten Daten bei M. Crohn konnten allerdings keinen Vorteil im Vergleich zu Placebo nachweisen (Fedorak et al., 1998; Schreiber et al., 1998). Dies könnte mit einem auch pro-inflammatorischen Effekt zu tun haben, der bei höheren Dosen auftreten kann (Tilg et al., 2002). Wichtiger könnte allerdings sein, dass IL-10 als Therapie in der Frühphase im Entzündungsmodell eine wesentliche Rolle spielt, nicht aber bei bereits deutlich ausgeprägter Entzündung im Darm, also jener Situation, die primär therapeutisch bei der humanen CED angegangen wird. Inzwischen wurden auch lokale Applikationsmethoden für IL-10 etabliert, wie zB durch genetisch veränderten *Lactococcus lactis*, wobei hiezu klinische Daten noch nicht vorliegend sind (Steidler et al., 2000).

Diese frühen Studien, sowohl im Mausmodell als auch die klinisch-therapeutische Entwicklung von IL-10 haben gerade in diesen Tagen unerwarteterweise höchste Aktualität erhalten. Andre Franke und Stefan Schreiber berichteten sehr rezent eine der allerersten genomweiten Assoziationsstudien zur Colitis ulcerosa und identifizierten darin eine starke Assoziation von *IL10* Polymorphismen mit der Colitis ulcerosa (Franke et al., 2008). IL-10 scheint somit viel zentraler in der Pathophysiologie der Colitis ulcerosa zu sein, als bisher vermutet wurde. Zweifelsohne wird es hochinteressant sein, funktionelle IL10 Varianten zu identifizieren und im Kontext der vor mehr als einem Jahrzehnt im IL-10$^{-/-}$ Mausmodell identifizierten pathophysiologischen Mechanismen zu betrachten.

1.4. Angeborene Immunität
1.4.1. NOD2

Nachdem *NOD2* als erstes Gen mit M. Crohn assoziiert wurde und aus diesem Grund bereits eine Fülle an funktionellen Daten vorliegt, soll es hier gesondert besprochen werden. *NOD2* wurde 2001 in 3 Publikationen, die in *Nature* und *Lancet* erschienen, als erstes Gen identifiziert, das mit der Grundlage einer polygenen Erkrankung assoziiert war, und stellte somit einen echten Durchbruch in der Erforschung polygener Erkrankungen dar (Hugot et al., 2001; Ogura et al., 2001; Hampe et al., 2001). Die Assoziation mit M. Crohn sowie die fehlende Assoziation mit Colitis ulcerosa wurde vielfach reproduziert, und *NOD2* ist unter den inzwischen bekannten mehr als 30 Loci/Genen eines der am stärksten mit der Erkrankung assoziierten Gene. Bereits in der initialen Beschreibung der Assoziation konnten funktionelle Varianten identifiziert werden, insbesondere die 3020^{insC} Variante, die zu einem frame-shift in der LRR-Region führt. *NOD2* kodiert für einen sog. intrazellulären pattern recognition Rezeptor, der bakterielle Produkte, insbesondere Muramyldipeptid (MDP), ein Bestandteil von Peptidoglycan (PGN), erkennt.

Ogura et al. berichteten bereits in der Erstbeschreibung der genetischen Assoziation mit M. Crohn über eine verminderte NFκB-Aktivierung nach Stimulation mit LPS. NFκB ist ein zentraler Transkriptionsfaktor der eine breite Palette an inflammatorischen Mediatoren transaktiviert (siehe weiter unten) (Ogura et al., 2001). Die verminderte NFκB-Aktivierung durch das variante *NOD2* steht in scheinbarem Kontrast zu deskriptiven Studien bei M. Crohn, die klar vermehrte NFκB-Aktivierung zeigen (Neurath et al., 1996). In weiteren Studien der Gruppe um Warren Strober konnte gezeigt werden, dass Nod2 ein negativer Regulator der TLR2 Signaltransduktion ist (Watanabe et al., 2004). In zwei parallel in *Science* publizierten Studien aus dem Jahr 2005 wurden zwei *Nod2*-Mausmodelle näher analysiert. Kobayashi et al. berichteten, dass $Nod2^{-/-}$ Makrophagen deutlich verminderte Phosphorylierung von IκBα und somit verminderte NFκB-Aktivierung aufwiesen (Kobayashi et al., 2005). Dies war verbunden mit verminderter IL-12 und IL-6 Sekretion. Bemerkenswerterweise wurde gleichzeitig auch eine verminderte Expression bestimmter Kryptidine im Epithel beobachtet. Kryptidine, als antimikrobielle Proteine wirkende α-Defensine, werden von Paneth Zellen produziert, spezialisierten Epithelzellen am Kryptengrund des Dünndarms. Nach oraler Infektion mit einem bakteriellen Modellorganismus, *Listeria monocytogenes*, kam es zu einer deutlich verstärkten Translokation von Listerien in Milz und Leber in der $Nod2^{-/-}$ Maus, während die parenterale Listerien-Infektion keinen Unterschied zwischen wild-typ und der $Nod2^{-/-}$ Maus aufwies (Kobayashi et al., 2005). Daraus wurde abgeleitet, dass Nod2-regulierte Kryptidine aus dem Epithel eine Rolle in der Listerientranslokation nach oraler Infektion haben könnten, wobei bemerkt werden sollte, dass dieser Effekt nicht zwangsläufig an eine veränderte Epithelfunktion gebunden ist sondern durchaus auch auf eine durch Abwesenheit von Nod2 bedingte funktionelle Defizienz intestinaler Makrophagen in der Mukosa zurückgeführt werden könnte. Eine verminderte α-Defensin-Expression wurde auch im Ileum von M. Crohn Patienten berichtet und mit dem *NOD2*-Polymorphismus-Status korreliert (Wehkamp et al., 2005): Indirekt wurde aus dieser Defensin-regulierenden Funktion geschlossen, dass Nod2 auf diese Weise einen wesentlichen Einfluss auf die mikrobielle Flora des Darms ausüben könnte (Kobayashi et al., 2005).

In dem zweiten oben genannten in *Science* publizierten Paper berichteten Maeda et al. eine Maus, bei der die human mit M. Crohn assoziierte 3020^{insC} Variante in das murine *Nod2* (2939^{insC}) in einem Mausmodell nachgebildet wurde. Dabei zeigte sich, dass Nod2-mutante Makrophagen vermehrt den NFκB-Pathway aktivierten (Maeda et al., 2005). Weiters wurde berichtet, dass $Nod2^{2939insC}$ Mäuse eine schwerere Colitis nach oraler Verabreichung von Dextran Sodium Sulphate (DSS) entwickelten als wild-typ Mäuse. Die dabei entstehende intestinale Inflammation war wiederum von IL-1β, dem prototypischen proinflammatorischen Zytokin, abhängig (Maeda et al., 2005). Bemerkenswerterweise entwickeln weder die $Nod2^{-/-}$ noch die $Nod2^{2939insC}$ Maus spontan intestinale Inflammation, weder im Dünn- noch im Dickdarm. Genau dieses Fehlen eines *in vivo* Modells macht es so schwer, die pathogenetisch relevanten Aspekte der mit M. Crohn assoziierten *NOD2*-Varianten zu identifizieren, und somit haben wir genaugenommen bis heute kein schlüssiges Modell, wie *NOD2*-Varianten tatsächlich zur intestinalen Inflammation führen. Dies ist umso bemerkenswerter, als *NOD2* gemeinsam mit *ATG16L1* und *IL23R* zu denjenigen Genen gehört, die mit Abstand die stärkste Assoziation mit CED bzw. M. Crohn aufweisen.

1.4.2. Makrophagen

Lamina-propria-Makrophagen bei CED und Mausmodellen von CED zeigen einen aktivierten Phänotyp und produzieren eine Reihe pro-inflammatorischer Zytokine, Chemokine und Adhäsionsmoleküle. Der Transkriptionsfaktor NFκB transaktiviert eine Fülle pro-inflammatorischer Moleküle. Nukleäre Extrakte aus Lamina propria Makrophagen zeigten auch entsprechend eine deutliche Aktivierung von NFκB, und somit wurde NFκB schon vor mehr als einem Jahrzehnt auch als interessantes pharmakologisches Target betrachtet. In einer Arbeit von Neurath et al. aus dem Jahr 1996 konnte auch tatsächlich gezeigt werden, dass die therapeutische Verabreichung von NFκB p65 antisense Oligonukleotiden zur Abheilung einer bereits etablierten Colitis im Mausmodell führte (Neurath et al., 1996). Dies war verbunden mit einer deutlichen Reduktion der Sekretion pro-inflammatorischer Zytokine durch Makrophagen in der Lamina propria. In korrelativen Experimenten in Darmbiopsien von M. Crohn Patienten konnte ebenfalls eine vermehrte NFκB p65 Expression in Makrophagen und im Endothel gezeigt werden, Evidenz für die Relevanz dieses Pathways bei der humanen Erkrankung (Neurath et al., 1996). Nikolaus et al. konnten zeigen, dass anti-TNFα-Therapie mit Infliximab verbunden war mit einer Verminderung der nukleären Akkumulation von NFκB p65 in der intestinalen Mukosa bei Patienten mit M. Crohn, und dass es bereits vor einem klinischen Relaps wiederum zur Re-Akkumulation von NFκB p65 in der nukleären Fraktion in der Mukosa kam (Nikolaus et al., 2000). Interessanterweise scheint die Rolle des NFκB Signaltransduktionswegs, insbesondere der upstream gelegenenen Kinase IKK2 sowie NEMO, im intestinalen Epithel gegensätzlich zur Rolle in Makrophagen zu sein, wie weiter unten noch beschrieben wird.

Signal transducers and activators of transcription (STATs) sind eine weitere Gruppe von Transkriptionsfaktoren, die nach Ligation von Zytokin-Rezeptoren aktiviert werden und ein breites transkriptionelles Programm steuern. Insgesamt sind 7 verschiedene STAT-Moleküle bekannt, die von diversen Zytokinen in zum Teil vom Zelltyp abhängigen Kombinationen bzw. ko-stimulatorischen Signalen aktiviert werden. Von besonderem Interesse im Zusammenhang mit CED ist STAT3, dessen genetische Deletion in myeloiden Zellen (Makrophagen und Neutrophilen) zum Auftreten einer spontanen Enterocolitis im höheren (Mäuse-)Alter führte (Takeda et al., 1999). Damit einher ging eine Immundeviation in Richtung einer Th1-Immunantwort. Weiters führte myeloide STAT3-Deletion zu einer vemehrten Freisetzung inflammatorischer Zytokine nach Verabreichung von Endotoxin, weil insbesondere der suppressive Effekt von aus Makrophagen und Neutrophilen stammendem IL-10 auf die inflammatorische Zytokinproduktion komplett fehlte (Takeda et al., 1999). Aus dem Phänotyp dieser Mäuse wurde geschlossen, dass STAT3 ein wichtiger Deaktivator der Makrophagen Funktion ist und ein Fehlen dieses Mechanismus insbesondere im Darm deletäre Konsequenzen hat. In einem weiteren konditionellen Mausmodell, in dem STAT3 nicht nur in Makrophagen und Neutrophilen, sondern auch in Endothelzellen, dendritischen Zellen und B-Zellen deletiert zeigte sich ein ähnlicher, aber früher auftretender und noch deutlich stärkerer Phänotyp, was die Enterocolitis betrifft. Bemerkenswerterweise zeigten mehrere genomweite Assoziationsstudien ein Signal im STAT3-Gen, wobei die funktionellen Varianten und ihre Konsequenzen auf die STAT3-Funktion noch völlig unklar sind. STATs, inklusive STAT3, sind jedenfalls sehr pleiotrope Transkriptionsfaktoren, die in das Signaling einer Vielzahl verschiedener Zytokine eingreifen. Es wird zweifelsohne hoch interessant sein, mit M. Crohn assoziierte STAT3-Genvarianten zunächst zu identifizieren und diese dann funktionell weiter aufzuklären.

1.4.3. Rolle des intestinalen Epithels

Lange Zeit wurde das intestinale Epithel als relativ inerte physische Barriere zwischen der größten Ansammlung an Bakterien in unserem Körper und dem Darmimmunsystem betrachet und auf seine Funktion des Nährstofftransports reduziert. Wie sich in den letzten Jahren zeigte, erfüllt das intestinale Epithel aber eine ganz zentrale Rolle in der

Homöostase des Darms. Die ersten Hinweise für eine Rolle des Epithels in der Immunregulation stammten aus in vitro Experimenten mit intestinalen Epithelzell-Linien. Diese produzieren konstitutiv das Zytokin *thymic stromal lymphopoietin* (TSLP), das wiederum auf dendritische Zellen wirkt und diese "non-inflammtorisch" macht. Dies wurde anhand der Sekretion von IL-10 und IL-6 aus solch mit Epithelzellüberständen konditionierten dendritischen Zellen gefolgert, während sie das Th1-induzierende Zytokin IL-12 nicht produzierten, ganz im Gegensatz zu nicht konditionierten dendritischen Zellen. Diese konditionierten dendritischen Zellen wiederum induzierten den im Wesentlichen "nicht-entzündlichen" Th2-Phänotyp in T-Zellen, was selbst der Fall war, wenn mit typischen Th1-induzierenden Pathogenen gearbeitet wurde.

Während diese Arbeit auf in vitro Experimenten beruhte, zeigte die Arbeit von Zaph et al. in *Nature*, dass intestinale Epithelzellen eine zentrale immunologische Funktion in vivo tatsächlich wahrnehmen. Die Autoren berichteten ein Mausmodell, in dem sie spezifisch im intestinalen Epithel IKK2, jene Kinase, die IκBα phosphoryliert und somit NFκB aktiviert, deletiert haben. Diese Mäuse hatten eine verminderte TSLP-Sekretion aus dem intestinalen Epithel und waren nicht in der Lage, eine protektive Th2-Immunantwort gegen den Wurm Trichuris uris zu entwickeln, die aber benötigt wird, um eine Infestation mit dem Wurm beenden zu können. Im Gegenteil, dendritische Zellen in Trichuris-infestierten Mäusen produzierten vermehrt IL-12, IL-23 und TNFα, und es fanden sich vermehrt $CD4^+$ T-Zellen, die IFNγ und IL-17 produzierten. Dies führte unter der Trichuris Infestation zu einer schweren Colitis in Mäusen, deren epitheliales IKK2 deletiert war. In dieser Arbeit wurde somit gezeigt, dass epitheliales IKK2 entscheidend ist, um eine überschießende Th1/Th17-Immunantwort zu verhindern.

In einer zweiten Arbeit, die parallel zur gerade besprochenen in der gleichen Ausgabe von *Nature* erschien, berichteten Nenci et al. Daten zu einer epithelspezifischen NEMO (IKKγ) knock-out Maus. NEMO interagiert mit den beiden Kinasen, die essentiell sind für die NFκB-Aktivierung, nämlich IKK1 und IKK2. Deletion von epithelialem NEMO führte zu spontaner schwerer Colitis, die sekundär zu Epithelzell-Apoptose auftrat, und damit zu einer Exposition des Darmimmunsystems gegenüber der ansonsten physisch getrennten mikrobiellen Flora führte. Dementsprechend waren NEMO-defiziente Mäuse, bei denen auch noch MyD88 genetisch ablatiert war, geschützt vor der Entwicklung einer Colitis. MyD88 ist das zentrale Adaptermolekül für *toll like receptors* (TLRs), also für jene Rezeptoren, die mikrobielle "Patterns" erkennen können wie z.B. Lipopolysaccharid, Flagellin oder Peptidoglykan. Der oben erwähnte programmierte Epithelzelltod, der als Konsequenz der NEMO Deletion auftrat, war seinerseits wieder Folge von TNFα-Signalling im Epithel, und es konnte gezeigt werden, dass der TNFR1 dafür entscheidend ist. Während wie in oben bereits erwähnter Arbeit von Zaph et al. Deletion von IKK2 nicht zu spontaner Colitis führte, zeigten Nenci et al., dass die Deletion von IKK1 als auch IKK2 einen Phänotyp induzierte, der im wesentlichen der NEMO-Deletion entsprach. Während die hier bisher besprochenen Publikationen ganz klar zeigen, dass das intestinale Epithel eine entscheidende Rolle in der physiologischen Regulation des Darmimmunsystems und der Integrität des Darms als solches hat, ist gleichzeitig zu erwähnen, dass keiner der bisher mehr als 30 genetischen Loci darauf hindeutet, dass eines der genannten Gene direkt kausal involviert ist bei M. Crohn und Colitis ulcerosa. Selbstredend schließt dies natürlich nicht aus, dass bakterielle Produkte theoretisch als Inhibitoren oder Modifikatoren der genannten Proteine agieren, wobei es dafür im Moment noch keine experimentelle Evidenz gibt.

1.4.4. Endoplasmatischer Retikulum (ER)-Stress

Wir haben uns rezent mit der Rolle von ER-Stress in der Pathophysiologie der CED beschäftigt. Der zugrundeliegende Mechanismus, der Zellen erlaubt, mit ER-Stress umzugehen, ist der sog. *Unfolded Protein Response* (UPR), ein Signaltransduktionsweg vom ER zum Nukleus, der Zellen erlaubt, auf missgefaltete und ungefaltete Proteine mit Adaptationsmechanismen zu reagieren. Es existieren drei proximale Effektoren des UPR, nämlich IRE1/XBP1, PERK, und ATF6. Wir haben uns im Speziellen mit IRE1/XBP1 beschäftigt. IRE1 ist ein ER Transmembran-Protein, das nach Aktivierung infolge Präsenz missgefalteter Proteine phosphoryliert wird und in der Folge als spezifische Endoribonuklease einen 26 Basen langen Abschnitt aus der XBP1 mRNA (bezeichnet als XBP1u, u für *unspliced*) ausschneidet und damit zu einem *frameshift* des translatierten XBP1 Proteins führt (bezeichnet als XBP1, s für *spliced*). Während sowohl das von XBP1u als auch von XBP1s kodierte Protein gleichermaßen eine spezifische DNA-Bindungsstelle besitzen, hat nur XBP1s auch eine Transaktivator-Domäne und fungiert als potenter Transkriptionsfaktor. XBP1s transaktiviert eine relative breite Palette von mit ER-Stress in Zusammenhang stehenden Genen, die sich zusammensetzt aus einer kleinen Gruppe ubiquitär aktivierter Gene und einer deutlich größeren Gruppe an zelltypspezifischen Gen-Targets.

Um die Rolle von XBP1 zu untersuchen, haben wir eine konditionelle Knock-out Maus generiert, in der XBP1 spezifisch im intestinalen Epithel deletiert wurde (Kaser et al., 2008). Dabei zeigte sich, dass XBP1-deletiertes Epithel, also Abwesenheit eines der drei ER-Stress-mediierenden Wege, zu ER-Stress führt. Bemerkenswerterweise zeigte sich die Schleimhaut entzündet, mit typischen histologischen Eigenschaften von CED, nämlich Kryptenabszessen, Leukozyteninfiltration, und Ulzerationen. Selbst die Deletion von nur einem der beiden XBP1-Allele, wiederum spezifisch im intestinalen Epithel, reichte aus, um Entzündung zu induzieren. Das Epithel von XBP1$^{-/-}$ Mäusen zeigte einen grundlegenden strukturellen Defekt, indem Panethzellen komplett abwesend waren, und Becherzellen numerisch reduziert waren. Ultrastrukturell fanden sich am Kryptengrund, also an der üblichen Position von Panethzellen, ein kontrahierter ER, während dieser normalerweise in Panethzellen massiv expandiert ist und die hohe Proteinproduktion (insbesondere α-Defensine oder Kryptidine, und andere antimikrobielle Proteine) reflektiert. Gleichzeitig fanden sich kaum Granula (die diese antimikrobiellen Proteine enthalten) im XBP1$^{-/-}$ Epithel, während die apikale Seite von Panethzellen normalerweise extensiv gefüllt mit diesen ist, und diese selbst auf konventionellen H&E-Schnitten lichtmikroskopisch darstellbar sind. Mittels eines weiteren Mausmodells, in dem wir auch den Zeitpunkt der XBP1-Deletion im Epithel selbst bestimmen konnten, zeigten wir, dass XBP1 nicht die Differenzierung von Panethzellen beeinflusst, sondern ein Überlebensfaktor für diese ist. In seiner Abwesenheit gehen Panethzellen innerhalb von sehr kurzer Zeit in den programmierten Zelltod. Die Abwesenheit von Panethzellen hatte auch in vivo deutliche funktionelle Relevanz für die Art und Weise, wie der Organismus mit intestinalen Bakterien umgeht. Um dies zu zeigen, infizierten wir XBP1$^{+/+}$ und XBP1$^{-/-}$ Mäuse mit *Listeria monocytogenes*, und fanden, dass 100-fach höhere Bakterien-Loads im Faeces und 10-fach höhere Bakterienloads in der Leber von XBP1$^{-/-}$ Mäusen vorhanden waren. Dies zeigte, welch zentrale Rolle die antimikrobielle Funktion des Epithels für den ganzen Organismus hat, und lässt erahnen, welch grundlegenden Einfluss eine XBP1-Defizienz auf die intestinale Mikrobiota haben wird.

Mit diesem Phänotyp einher gingen auch Zeichen von ER-Stress im Epithel, und vor allem fanden wir, dass in Abwesenheit oder auch nur einer 50% Reduktion von XBP1, das weiter proximal gelegene IRE1 massiv überaktiviert war. Neben der weiter oben beschriebenen Endoribonuklease-Funktion, die nach Aktivierung durch missgefaltete Proteine aktiviert wird, besitzt dieses Protein noch eine zweite Funktion, die mit der Endoribonukleasefunktion einhergeht, nämlich jene einer Kinase, die per TRAF2-Rekrutierung zur Phosphorylierung von JNK führt. JNK ist ein wesentliches pro-inflammatorisches Signaltransduktionsmolekül, das weiter distal den pro-inflammatorischen Transkriptionsfaktor AP-1 aktiviert und auf diese Weise nicht nur die Transkription pro-inflammatorischer Mediatoren reguliert, sondern auch in die Apoptose-Regulation eingreift. Nachdem wir nun Evidenz hatten, dass IRE1 deutlich überaktiviert ist in Abwesenheit von XBP1, testeten wir die Hypothese, dass der JNK-Pathway dadurch aktiviert wird. Dies unternahmen wir zunächst in einem Mikrobiota-freien System, nämlich der intestinalen Epithelzell-Linie MODE-K. In XBP1-gesilenceten MODE-K-Zellen fanden wir nach Stimulation mit TNFα oder dem bakteriellen Antigen Flagellin eine deutlich vermehrte JNK-Phosphorylierung im Vergleich zu Kontroll-Zellen. Gleichzeitig nahm die Expression des Chemokins CXCL1 (welches Neutrophile rekrutiert) deutlich zu, und dies war abhängig von der vermehrten JNK-Phosphorylierung. Wir wendeten uns damit wieder dem Mausmodell zu und fanden auch tatsächlich vermehrte JNK-Phosphorylierung in vivo im intestinalen XBP1-defizienten

Epithel. Damit hatten wir zusammenfassend zunächst gezeigt, dass XBP1 spezifisch im intestinalen Epithel zwei wesentliche Aspekte von CED reguliert, nämlich die intestinale Mikrobiota (via Panethzellen) und den inflammatorischen Tonus der Mukosa.

Nachdem in früheren Mikrosatelliten-basierten Linkage-Studien ein Signal auf Chromosomon 22, nahe dem XBP1-Gen, berichtet wurde, suchten wir die Zusammenarbeit mit Stefan Schreiber und Andre Franke, um die Hypothese zu testen, dass XBP1 ein genetischer Risikofaktor für CED sein könnte. Mittels 20 HapMap-selektierter tagging-SNPs (*single nucleotide polymorphisms*) konnten wir auch tatsächlich eine Assoziation des Locus nachweisen, und dieses Resultat in der Index-Kohorte ließ sich auch noch in zwei weiteren davon unabhängigen deutschen Kohorten reproduzieren, die insgesamt über 5000 Kontrollen und über 4000 CED-Patienten umfassten. Diese Assoziation war gleichermaßen für M. Crohn und Colitis ulcerosa detektierbar. In der weiteren Analyse fiel eine sehr komplexe Struktur des XBP1 Locus auf, weshalb wir uns entschlossen, über 1000 CED-Patienten sowie Kontroll-Patienten am XBP1-Locus komplett zu sequenzieren, um die Hypothese zu testen, dass in CED-Patienten sehr seltene, funktionell relevante Polymorphismen für die über den gesamten Locus detektierte Assoziation verantwortlich sind. Tatsächlich entdeckten wir dabei dreimal mehr seltene SNPs bei CED-Patienten im Vergleich zu den Kontrollen. Unter diesen waren auch 5 nicht-synonyme SNPs, die zu einem Aminosäureaustausch im translatierten Gen führen. Von diesen 5 waren 4 nur in CED Patienten zu finden, während das 5. in gleicher Frequenz in CED-Patienten und Kontrollen vorkam. Um diese Varianten funktionell zu testen, mutierten wir diese Varianten in XBP1 cDNAs und testeten sie auf ihre Fähigkeit, XBP1-Zielgene zu transaktivieren. Von den getesteten beiden nsSNPs, die nur bei CED-Patienten vorkamen, zeigte sich, dass diese den UPR tatsächlich vermindert transaktivierten, während jene Variante, die bei CED-Patienten und Kontrollen gleichermaßen vorkam, gleich effizient wie die nicht mutierte Variante UPR Zielgene induzierte. Daraus konnte nun geschlossen werden, dass die mit M. Crohn und Colitis ulcerosa assoziierten nsSNPs hypomorphe Induzierer des UPR sind, und damit die in unserem in vivo Mausmodell entwickelten pathophysiologischen Mechanismen auf die humane Erkrankung direkt umlegbar sind. Entsprechend fanden wir auch Hinweise für ER-Stress in der humanen Mucosa.

Obwohl unsere Assoziations- und Sequenzierungsdaten erwarten lassen, dass XBP1-Polymorphismen von ihrer Frequenz her sicherlich hinter NOD2, ATG16L1, und IL23R Polymorphismen zurückstehen, fanden wir in allen bisher untersuchten Schleimhaut-Specimen Hinweise für ER-Stress, was darauf schließen lässt, dass der von uns beschriebene Mechanismus auch in Situationen zur Inflammation beitragen kann, die nicht primär durch einen funktionellen Polymorphismus im XBP1 Gen bedingt sind; dies könnte zum Beispiel auch durch Mediatoren bedingt sein, die aus der kommensalen mikrobiellen Flora stammen und diesen Pathway beeinflussen, oder aber auch selbst wiederum Folge von Inflammation sein, wie von Shkoda et al. postuliert. Somit ergibt sich, dass ER-Stress direkt und indirekt Inflammation induzieren und auch perpetuieren kann, und dies vor diesem Hintergrund natürlich ein interessantes pharmakologisches Target darstellen könnte.

1.4.5. Autophagie

Autophagie ist ein evolutionär konservierter Mechanismus, der wichtig ist für das Recycling zellulärer Komponenten durch Lysosomen, mit denen Vesikel fusionieren, die – von einer doppelten Plasmamembran umgeben – Zytoplasma und zytoplasmatische Organellen beinhalten. Autophagie hat eine wichtige Rolle in der zellulären und Gewebs-Homöostase und wurde zwar mit einer Reihe von Erkrankungen in Verbindung gebracht, allerdings bis vor kurzem nicht einmal ansatzweise mit chronisch-entzündlichen Darmerkrankungen. Der erste und vor allem klare und starke Hinweis auf eine Involvierung dieses Mechanismus kam aus einer genomweiten Assoziationsstudie zu M. Crohn, die von Stefan Schreiber und Mitarbeitern Ende 2006 publiziert wurde (Hampe et al., 2007). Darin wurde eine starke Assoziation zwischen Atg16l1 und M. Crohn erstmals beschrieben. Atg16l1 hat Sequenzhomologien mit Autophagie-Genen und anhand dessen wurde der Mechanismus der Autophagie mit M. Crohn in Zusammenhang gebracht. Die Atg16l1 Assoziation wurde zwischenzeitlich von mehreren Gruppen reproduziert, und durch die Identifikation einer Assoziation von IRGM mit M. Crohn durch das *Wellcome Trust Consortium* ein zweites Autophagie-Gen assoziiert, was die Relevanz von Autophagie nochmals unterstrichen hat.

Sehr rezent wurden nun die ersten funktionellen Daten zu Atg16l1 in vivo publiziert, die wiederum bemerkenswerterweise auf Panethzellen und den IL-1-Pathway hinweisen. Cadwell et al. berichten, dass Mäuse mit hypomorphem Atg16l1 strukturelle Defekte von Panethzellen aufweisen, die besonders den Vesikel-Export betreffen. Gleichzeitig weisen Panethzellen mit hypomorphem Atg16l1 eine vermehrte Expression von PPAR-regulierten Genen sowie von Adipozytokinen wie Leptin und Adiponectin auf, für die eine Rolle in der intestinalen Entzündungsbiologie schon länger bekannt ist. In Korrelationsstudien mit humanem M. Crohn konnten die Autoren zeigen, dass Patienten, die homozygot für das ATG16L1 Risiko-Allel waren, auch tatsächlich Panethzell-Abnormalitäten aufwiesen, die besonders wiederum die Vesikel betrafen, so wie aus dem beschriebenen Mausmodell vorhergesagt. In der zweiten zum Atg16l1 Mechanismus publizierten Arbeit in der gleichen Ausgabe von *Nature* wurde gezeigt, dass Atg16l1 in Makrophagen das Endotoxin-induzierte Inflammosom beeinflusst. Stimulation von Atg16l1-defizienten Makrophagen mit Endotoxin führt zu vermehrter Sekretion von IL-1β und IL-18 durch TRIF-bedingte Aktivierung von Caspase-1. Mäuse mit myeloid-defizientem Atg16l1 entwickeln eine schwere Form der DSS-Colitis, welche durch Administration von anti-IL-1β oder anti-IL-18 Antikörpern effizient im Modell therapiert werden konnte. Bemerkenswerterweise zeigte weder das von Cadwell et al. beschriebene Mausmodell mit hypomorphem Atg16l1 noch jenes von Saitoh et al. beschriebene myeloid-defiziente Atg16l1-Mausmodell Auftreten einer spontanen Enteritis oder Colitis. Abschließend sollte hier nochmals festgehalten werden, wie potent genomweite Assoziationsstudien neue Hypothesen zur Krankheitsentstehung generieren können, und dann die experimentell-mechanistische Aufklärung durch in vivo Systeme auch völlig neue Targets für eine pharmakologische Beeinflussung identifizieren können.

1.4.6. Mikrobielle Flora

Eine Vielzahl direkter und indirekter Hinweise deutet darauf hin, dass die mikrobielle Flora eine wesentliche Rolle in der Physiologie des Darms hat, und nicht nur auf diese, sondern genaugenommen hat die Darmflora Einfluss auf eine Vielzahl an Organsystemen, gerade auch was die Regulation unseres Metabolismus betrifft. Unser Darm beinhaltet etwa 10^{12} Bakterien pro Gramm Stuhl, und wir haben bisher lediglich einen minimalen Einblick in seine Zusammensetzung, da der ganz überwiegende Teil der Flora konventionellen bakteriologischen Kulturmethoden nicht zugänglich ist. Erste wirkliche Einblicke in die tatsächliche Komplexität der Flora haben wir erst sehr rezent mittels neuer Sequenziertechniken erhalten.

Wenn wir von Umweltfaktoren sprechen, die zur Entstehung und Perpetuierung von M. Crohn und Colitis ulcerosa beitragen, dann denken wir natürlich im besonderen auch an Faktoren, die die intestinale Mikroflora beeinflussen. Wobei die Rolle der Keimflora auch hier eine komplexe ist. Einerseits wissen wir aus der humanen Erkrankung, dass Ausschaltung bestimmter Darmabschnitte und somit anderweitige Ableitung des Darminhalts zu einem Ausheilen der chronischen Entzündung in diesem Bereich führen kann. Ebenso wissen wir, dass Mäuse, die in keimfreiem Milieu aufgezogen werden, in kaum einem experimentellen Modell eine Colitis entwickeln, ganz im Gegensatz zu Mäusen, die entweder in pathogenfreien Konditionen oder auch konventionalisiert gehalten werden. Gleichzeitig wissen wir aber auch, dass unter Gleichgewichtsbedingungen ("*steady state*") die Keimflora über Toll-like-Rezeptoren ein wichtiges Signal an die Schleimhaut schickt, die wichtig für seine Homöostase ist, und auf diese Weise die Schleimhaut vor – im weitesten Sinne – Verletzungen schützt. Gleichzeitig wissen wir auch, dass Wirtsfaktoren wiederum direkten Einfluss auf die Zusammensetzung der Keimflora haben, und im Extremfall diese sogar in eine "colitogene" Flora umwandeln können, wie exzellent in RAG$^{-/-}$ t-bet$^{-/-}$ Mäusen gezeigt wurde. Diese colitogene Flora war dann tatsächlich auch in der Lage, eine Colitis in wild-typ Mäusen auszulösen, war also in gewisser Weise stabil in ihrem Transfer.

Darüber hinaus ist auch wichtig zu realisieren, dass die Keimflora weit über den Darm hinaus Einfluss auf uns nimmt, und von dieser Warte aus betrachtet ein zentraler Teil unseres "selbst" ist. Zum Beispiel haben keimfrei gehaltene Mäuse Herzen, die deutlich weniger wiegen als jene von konventionell gehaltenen Tieren. Leptin-defiziente Obese-Mäuse haben eine veränderte Keimflora, die ihnen erlaubt, mehr Energie aus der zugeführten Nahrung aufzunehmen; diese veränderte Keimflora ist transmissibel und erlaubt auch wild-typ-Mäusen eine erhöhte Energieaufnahme. Gleichermaßen wurde auch in einem Typ I Diabetes Modell gezeigt, dass die Keimflora eine wesentliche Rolle in der Ausprägung der Erkrankung hat.

Auf den Darm bezogen und in Zusammenhang mit CED lässt sich sagen, dass offenbar das Zusammenspiel zwischen Wirt und Keimflora eine sehr delikate Balance hat, und Veränderungen auf beiden Seiten in einem entsprechend suszeptiblen Individuum zur Ausprägung der Erkrankung führen kann.

1.5. Adaptive Immunität

Insbesondere Mausmodelle von CED haben wesentlich zum Verständnis der Rolle der adaptiven, insbesonderen T-Zell-Immunität beigetragen, und hatten dementsprechend wesentlichen Anteil an der Entwicklung therapeutischer Strategien, die diese Wege zu beeinflussen suchen und im Moment in klinischer Erprobung sind. Insbesondere T-Zell-Transfer in immundefiziente Mäuse (CD45RB^{high} Modell) als auch rektale Hapten-Applikation im Mausmodell (TNBS, Oxazolon) waren und sind zentrale Modelle in der Erforschung dieser Aspekte. Im TNBS-Modell entwickelt sich in der Colon-Mucosa eine durch vermehrte IFNγ-Produktion gekennzeichnete Th1 Immunantwort, entsprechend konnte die TNBS-Colitis mit blockierenden anti-IL-12-Antikörpern im Mausmodell unterdrückt werden. Der Transkriptionsfaktor t-bet ist der zentrale Transkriptionsfaktor in der Th1-Differenzierung. Entsprechend sind t-bet$^{-/-}$ Mäuse vor der Entwicklung der Colitis im CD62L$^+$ Transfer-Modell geschützt. Vermehrte IFNγ und auch t-bet Expression wurde auch deskriptiv in humaner M. Crohn Darmmucosa nachgewiesen. IL-12 ist ein heterodimeres Zytokin, das aus dendritischen Zellen stammt, sich aus einer p35- und p40-Kette zusammensetzt, und der zentrale Induktor einer Th1 (IFNγ)-Immunantwort ist. Auf Grundlage der genannten präklinischen Daten wurden anti-IL-12-Strategien für M. Crohn entwickelt, und anti-IL-12 p40 Antikörper zeigten tatsächlich klinische Aktivität in einer Phase IIa Studie. Dies zeigte, dass die im Mausmodell entwickelten immunologischen Konzepte für die humane Erkrankung relevant sind. Weniger wirksam bei M. Crohn erwies sich ein anti-IFNγ-Antikörper, der ebenso auf Grundlage dieser Konzepte entwickelt wurde.

Bezüglich der Colitis ulcerosa stellt sich die Situation etwas komplexer dar. Anhand des Oxazolon Mausmodells wurde berichtet, dass eine Entzündung des Colons, die histologisch Ähnlichkeiten mit einer Colitis ulcerosa hat, durch anti-IL-4-Therapie unterdrückt werden kann. Allerdings fand sich in humanen Colitis ulcerosa Specimen kaum vermehrte IL-4-Expression, allerdings eine vermehrte Expression von IL-5 und IL-13, die ebenso wie IL-4 den Th2-Zytokinen zugerechnet werden. In einer weiteren Studie im Oxazolon Modell zeigte sich, dass IL-4 tatsächlich in der ersten Phase der Entzündung eine Rolle spielt, allerdings in der Folge von IL-13 abgelöst wird, und Blockade von IL-13 zu potenter Unterdrückung der intestinalen Inflammation führt. Gleichzeitig waren auch CD1d$^{-/-}$ Mäuse vor der Entwicklung der Oxazolon-Colitis geschützt. CD1d ist ein MHC I-homologes, nicht polymorphes Gen, das Lipidantigene präsentiert gegenüber sogenannten *natural killer* T (NKT)-Zellen. CD1d-restringierte Aktivierung von NKT-Zellen spielt eine wichtige Rolle an der Grenze von angeborener und adaptiver Immunität, und es werden NKT-Zellen mit invarianter T-Zell-Rezeptor (TCR)-α-Kette und non-invarianter (d.h. diverser) TCRα-Kette unterschieden. In oben genannter Studie zur Oxazolon Colitis wurde weiters gezeigt, dass die IL-13-Produktion aus invarianten NKT-Zellen stammt, und somit diese Zellpopulation und nicht klassische Th2-Zellen für die Oxazolon Colitis verantwortlich sind. In einer weiteren Studie konnte die Relevanz der vermehrten IL-13-Sekretion aus CD1d-restringierten NKT-Zellen in der Mucosa von Patienten mit Colitis ulcerosa untermauert werden, wobei sich bei der humanen Erkrankung – im Gegensatz zum Mausmodell – allerdings nicht invariante, sondern non-invariante NKT-Zellen als relevant herausstellten.

Neben Th1- und Th2- bzw. NKT-Zellen haben die erst vor relativ kurzer Zeit entdeckten Th17-Zellen an Bedeutung für unser Verständnis von CED gewonnen, und genaugenommen scheint ein Teil der bisher der IL-12-Th1-Achse zugeschriebenen Biologie zumindest partiell von IL-23/Th17 mediiert zu werden. Das heterodimere Zytokin IL-23 besteht aus zwei Peptiden, p40 und p19, wobei es p40 mit dem bereits zuvor besprochenen IL-12 teilt. IL-23 ist neben IL-1, IL-6 und TGFβ entscheidend für die Differenzierung von Th17-Zellen. Th17-Zellen produzieren große Mengen an proinflammatorischen Zytokinen und sind generell wichtig bei antibakterieller Immunität und spielen auch bei Autoimmunität eine Rolle. Zwei parallel publizierte Studien im Mausmodell aus dem Jahre 2006 haben wesentlich zu unserem Verständnis der IL-23/IL-17 Achse bei Colitis beigetragen. In der Studie bei Hue et al. wurde das Helicobacter hepaticus Modell einer Immun-Typhlocolitis verwendet, und gezeigt, dass im entzündeten Colon vermehrt p19 und p40, aber nicht p35 exprimiert wird, und weiters auch vermehrt IL-17 vorhanden war. Administration eines neutralisierenden anti-p19 Antikörper konnte die Ausbildung der Entzündung weitgehend blockieren. In der zweiten Arbeit von Kullberg et al. wurde gezeigt, dass eine besondere Form einer Helicobacter-colitis gleichartig in $p35^{-/-}$ Mäusen auftritt, aber $p40^{-/-}$ Mäuse geschützt davor sind. In einer deskriptiven Arbeit von Kobayashi et al. konnte gezeigt werden, dass IL-17 mRNA besonders in $CD4^+$ T-Zellen von Colitis ulcerosa Patienten vermehrt exprimiert wird, während IFNγ bei M. Crohn erhöht war. IL-23-Rezeptor und RORγt, der zentrale Transkriptionsfaktor für Th17-Zellen, waren sowohl bei Colitis ulcerosa als auch M. Crohn vermehrt exprimiert.

Bemerkenswerterweise finden sich Th17-Zellen konstitutiv und selektiv in der intestinalen Lamina propria, und Mäuse mit fehlendem RORγt fehlt diese T-Zell-Population. Atarashi et al. haben kürzlich eine wahrscheinliche Erklärung für dieses Phänomen berichtet, und zwar scheinen Th17-Zellen abhängig zu sein von Adenosin-5'-Triphospat (ATP), welches quantitativ von der kommensalen mikrobiellen Flora produziert wird. Genaugenommen aktiviert ATP ein bestimmtes Subset an $CD70^{high}$ $CD11c^{low}$ Lamina propria Zellen, die selbst wiederum Th17-differenzierende Moleküle wie IL-6, p19, TGFβ, Integrine αV und β8 exprimieren, und somit die Differenzierung von Th17-Zellen mediieren. Mäuse, die im keimfreien Milieu aufgezogen werden, haben dementsprechend nur eine minimale Th17-Population in ihrem Darm. Weiters führte die Verabreichung von ATP zu einer deutlichen Verschlechterung der Colitis in einem T Zell-mediierten Maus-Modell.

Wie schon weiter oben erwähnt, wurden ja schon vor Jahren anti-p40-Strategien, eigentlich gedacht als auf IL-12 abzielende Therapien, entwickelt, und nun stellt sich also heraus, dass diese Antikörper nicht nur den IL-12-Weg, sondern eben auch den IL-23-Weg blockieren, was einen möglicherweise wesentlichen Teil ihrer klinischen Wirksamkeit ausmachen könnte. Interessanterweise wurden auch Polymorphismen im IL-23-Rezeptorgen (IL23R) mit M. Crohn und Colitis ulcerosa assoziiert. Im Moment ist allerdings noch nicht klar, welche funktionellen Konsequenzen diese Varianten haben. Ebenso steht eine experimentelle Klärung noch aus, ob diese Effekte primär adaptive Immunzellen, also im Wesentlichen die Th17-Differenzierung, oder andere IL-23-Effektorzellen primär betreffen.

Neben den bereits erwähnten anti-IFNγ und anti-IL-12/23p40-Therapien, die auf Grundlage der aus Mausmodellen stammenden Konzepte zur adaptiven Immunität entwickelt wurden, haben diese Erkenntnisse auch zur Entwicklung von Strategien geführt, die die Einwanderung von T-Zellen in den Darm und auf diese Weise Entzündung verhindern sollen. Dazu zählen der in USA bereits zugelassene anti-$α_4$ Integrin Antikörper Natalizumab, als auch der anti-$α_4β_7$-Antikörper MLN02. Die ersten Hinweise für eine Wirksamkeit einer solchen anti-Integrin-Strategie stammt allerdings aus einer Studie im cotton top Tamarin; dabei konnte eine Blockade der $α_4$-Integrin-Kette mittels eines neutralisierenden Antikörpers die akute Colitis attenuieren, während ein gegen E-Selektin gerichteter Antikörper keine Wirkung zeigte. Die mechanistische Grundlage für solche Therapien besteht darin, dass der Eintritt von Lymphozyten in lymphoide und extralymphoide (d.h. z.B. Darm) Gewebe einem schrittweisen Prozess folgt, der Selectine, Integrine und Chemokine involviert. Effektor-T-Zellen exprimieren das $α_4β_7$-Integrin stark auf ihrer Oberfläche, und der Ligand für dieses Integrin, MAdCAM-1, wird konstitutiv auf Endothelzellen im Darm exprimiert. Im Maus-Colitis-Modell konnte sowohl mit Antikörpern gegen $α_4β_7$ oder MAdCAM-1 die Erkrankung attenuiert werden.

Allerdings ist die Einwanderung von T-Lymphozyten in den Darm nicht komplett abhängig von diesen Molekülen, als im Mausmodell β_7-defiziente wie auch wild-typ $CD8^+$ T-Zellen gleichermaßen gut in der Lage waren, eine enterische Rotavirus-Infektion unter Kontrolle zu bekommen. Auf einem Subset der $\alpha_4\beta_7^+$ T-Zellen wird der Chemokin-Rezeptor CCR9 exprimiert. Sein Ligand, das Chemokin CCL25 (TECK, thymus-expressed chemokine) wird seinerseits konstitutiv im Dünndarmepithel exprimiert. Die Interaktion zwischen CCL25 und CCR9 spielt eine wichtige Rolle in der Lokalisation von Effektor-T-Zellen im Dünndarm. Dieses Chemokin-Rezeptor-Paar scheint nicht nur für die Rekrutierung von Laminapropria-T-Effektorzellen wichtig zu sein, sondern auch eine Rolle im intraepithelialen Dünndarmlymphozyten-Kompartiment zu spielen. Des Weiteren sind diese Mechanismen auch wichtig für die Rekrutierung von IgA^+ B-Zellen in die intestinale Lamina propria. Die Art und Weise, wie dieses Chemokin-Rezeptor-Paar diese Rolle ausübt ist ebenfalls interessant: CCL25, das wie oben erwähnt aus dem Epithel stammt, gelangt in Richtung Endothel der postkapillären Venolen und wird durch diese offenbar aktiv auf ihre apikale Oberfläche transportiert, um an dieser mit CCR9 auf T-Zellen zu interagieren. Neben den bereits oben genannten anti-Integrin Strategien kann auch der CCL25/CCR9-Weg inzwischen pharmakologisch beeinflusst werden, und entsprechende Studien bei M. Crohn werden im Moment durchgeführt.

 Abschließende Bemerkungen

Über die letzten 15 Jahre konnten wir eindrucksvoll miterleben, wie unser schrittweise gewachsenes Verständnis der Erkrankung zu potenten und effektiven neuen Therapien geführt hat. Anti-TNFα-Therapien sind inzwischen seit vielen Jahren etablierte Therapien, und nicht mehr aus dem Management der Erkrankungen wegzudenken; ihre Grundlage hatten sie in frühen deskriptiven Daten, die eine vermehrte Expression von TNFα bei CED zeigten. Auf Grundlage des in den Folgejahren, besonders im Mausmodell, etablierten Verständnisses von T-Zellen in der Effektorphase der Erkrankung wurden z.B. anti-IFNγ und anti-IL-12p40 als neue Strategien entwickelt, die im Moment noch in fortgeschrittener klinischer Erprobung sind. Ebenso auf Beeinflussung des "T-Zell-Schenkels" der CED-Pathophysiologie ausgerichtet sind jene Strategien, die die Einwanderung dieser Zellen in das intestinale Gewebe verhindern sollen, und ebenso aus Tiermodellen heraus entwickelt wurden; dazu zählen zum Beispiel Antikörper, die gegen das $\alpha_4\beta_7$-Integrin gerichtet sind, oder auch gegen spezifische Chemokine gerichtete Inhibitoren. Neueste Erkenntnisse zur Pathophysiologie lassen das Augenmerk jetzt mehr in Richtung angeborene Immunität (Makrophagen) und insbesondere das Epithel und Panethzellen wandern. Gerade letzteres eröffnet sehr attraktive neue Optionen, therapeutisch an der inneren Oberfläche des Körpers und somit "lokal" vorzugehen. Auch daraus werden sicherlich mittelfristig wiederum hochinteressante neue Therapien entstehen, die möglicherweise gerade in der Remissionserhaltung eine wesentliche Rolle spielen könnten, da gerade da ein Angriff möglichst nahe an der eigentlichen Ursache der Erkrankung zweifelsohne wünschenswert ist.

1.6. Literatur

Braegger,C.P., Nicholls,S., Murch,S.H., Stephens,S., and MacDonald,T.T. (1992). Tumour necrosis factor alpha in stool as a marker of intestinal inflammation. Lancet *339*, 89-91.

Derkx,B., Taminiau,J., Radema,S., Stronkhorst,A., Wortel,C., Tytgat,G., and van Deventer,S. (1993). Tumour-necrosis-factor antibody treatment in Crohn's disease. Lancet *342*, 173-174.

Fedorak, R. N., Gangl, A., Elson, C. O., Rutgeerts, P. J., Schreiber, S., Wild, G., Hanauer, S., Van Deventer, S. J. H., Grint, P., and IL-10 IBD Cooperative Study Group. Safety, tolerance and efficacy of multiple doses of subcutaneous interleukin-10 in mild to moderate active Crohns disease. Gastroenterology 114, A974. 1998.

Franke,A., Balschun,T., Karlsen,T.H., Sventoraityte,J., Nikolaus,S., Mayr,G., Domingues,F.S., Albrecht,M., Nothnagel,M., Ellinghaus,D. et al (2008). Sequence variants in IL10, ARPC2 and multiple other loci contribute to ulcerative colitis susceptibility. Nat. Genet.

Garrett,W.S., Lord,G.M., Punit,S., Lugo-Villarino,G., Mazmanian,S.K., Ito,S., Glickman,J.N., and Glimcher,L.H. (2007). Communicable ulcerative colitis induced by T-bet deficiency in the innate immune system. Cell *131*, 33-45.

Hampe,J., Cuthbert,A., Croucher,P.J., Mirza,M.M., Mascheretti,S., Fisher,S., Frenzel,H., King,K., Hasselmeyer,A., MacPherson,A.J. et al (2001). Association between insertion mutation in NOD2 gene and Crohn's disease in German and British populations. Lancet 357, 1925-1928.

Hampe,J., Franke,A., Rosenstiel,P., Till,A., Teuber,M., Huse,K., Albrecht,M., Mayr,G., De La Vega,F.M., Briggs,J., Günther,S., Prescott,N.J., Onnie,C.M., Häsler,R., Sipos,B., Fölsch,U.R., Lengauer,T., Platzer,M., Mathew,C.G., Krawczak,M., Schreiber,S. (2007). A genome-wide association scan of nonsynonymous SNPs identifies a susceptibility variant for Crohn disease in ATG16L1. Nat. Genet. 39, 207-11.

Hugot,J.P., Chamaillard,M., Zouali,H., Lesage,S., Cezard,J.P., Belaiche,J., Almer,S., Tysk,C., O'Morain,C.A., Gassull,M. et al (2001). Association of NOD2 leucine-rich repeat variants with susceptibility to Crohn's disease. Nature 411, 599-603.

Kaser,A., Lee,A.H., Franke,A., Glickman,J.N., Zeissig,S., Tilg,H., Nieuwenhuis,E.E., Higgins,D.E., Schreiber,S., Glimcher,L.H., Blumberg,R.S. (2008). XBP1 links ER stress to intestinal inflammation and confers genetic risk for human inflammatory bowel disease. Cell 134, 743-56.

Kobayashi,K.S., Chamaillard,M., Ogura,Y., Henegariu,O., Inohara,N., Nunez,G., and Flavell,R.A. (2005). Nod2-dependent regulation of innate and adaptive immunity in the intestinal tract. Science 307, 731-734.

Kontoyiannis,D., Pasparakis,M., Pizarro,T.T., Cominelli,F., and Kollias,G. (1999). Impaired on/off regulation of TNF biosynthesis in mice lacking TNF AU-rich elements: implications for joint and gut-associated immunopathologies. Immunity. 10, 387-398.

Kuhn,R., Lohler,J., Rennick,D., Rajewsky,K., and Muller,M. (1993). Interleukin-10-deficient mice develop chronic enterocolitis. Cell 75, 263-274.

Maeda,S., Hsu,L.C., Liu,H., Bankston,L.A., Iimura,M., Kagnoff,M.F., Eckmann,L., and Karin,M. (2005). Nod2 mutation in Crohn's disease potentiates NF-kappaB activity and IL-1beta processing. Science 307, 734-738.

Murch,S.H., Lamkin,V.A., Savage,M.O., Walker-Smith,J.A., and MacDonald,T.T. (1991). Serum concentrations of tumour necrosis factor alpha in childhood chronic inflammatory bowel disease. Gut 32, 913-917.

Neurath,M.F., Pettersson,S., Meyer zum Buschenfelde,K.H., and Strober,W. (1996). Local administration of antisense phosphorothioate oligonucleotides to the p65 subunit of NF-kappa B abrogates established experimental colitis in mice. Nat. Med. 2, 998-1004.

Nikolaus,S., Raedler,A., Kuhbacker,T., Sfikas,N., Folsch,U.R., and Schreiber,S. (2000). Mechanisms in failure of infliximab for Crohn's disease. Lancet 356, 1475-1479.

Ogura,Y., Bonen,D.K., Inohara,N., Nicolae,D.L., Chen,F.F., Ramos,R., Britton,H., Moran,T., Karalius-

kas,R., Duerr,R.H. et al (2001). A frameshift mutation in NOD2 associated with susceptibility to Crohn's disease. Nature 411, 603-606.

Schreiber, S., Fedorak, R. N., Nielsen, O. H., Wild, G., Williams, N. C., Jacyna, M., Lashner, B. A., Cohard, M., Kilian, A., Lebaut, A., Hanauer, S. B., and Crohns Disease IL-10 Cooperative Study Group. A safety and efficacy study of recombinant interleukin-10 (rHuIL-10) in 329 patients with chronic active Crohns disease (CACD). Gastroenterology 114, A1080. 1998.

Simms,L.A., Doecke,J.D., Walsh,M.D., Huang,N., Fowler,E.V., and Radford-Smith,G.L. (2008). Reduced alpha-defensin expression is associated with inflammation and not NOD2 mutation status in ileal Crohn's disease. Gut 57, 903-910.

Steidler,L., Hans,W., Schotte,L., Neirynck,S., Obermeier,F., Falk,W., Fiers,W., and Remaut,E. (2000). Treatment of murine colitis by Lactococcus lactis secreting interleukin-10. Science 289, 1352-1355.

Takeda,K., Clausen,B.E., Kaisho,T., Tsujimura,T., Terada,N., Forster,I., and Akira,S. (1999). Enhanced Th1 activity and development of chronic enterocolitis in mice devoid of Stat3 in macrophages and neutrophils. Immunity 10, 39-49.

Tilg,H., van Montfrans,C., van den,E.A., Kaser,A., van Deventer,S.J., Schreiber,S., Gregor,M., Ludwiczek,O., Rutgeerts,P., Gasche,C. et al (2002). Treatment of Crohn's disease with recombinant human interleukin 10 induces the proinflammatory cytokine interferon gamma. Gut 50, 191-195.

Watanabe,T., Kitani,A., Murray,P.J., and Strober,W. (2004). NOD2 is a negative regulator of Toll-like receptor 2-mediated T helper type 1 responses. Nat. Immunol. 5, 800-808.

Wehkamp,J., Salzman,N.H., Porter,E., Nuding,S., Weichenthal,M., Petras,R.E., Shen,B., Schaeffeler,E., Schwab,M., Linzmeier,R. et al (2005). Reduced Paneth cell α-defensins in ileal Crohn's disease. Proc. Natl. Acad. Sci. U. S. A 102, 18129-18134.

Rolle der anti-TNF-Therapie bei Morbus Crohn und Colitis ulcerosa

2. Rolle der anti-TNF-Therapie bei Morbus Crohn und Colitis ulcerosa

2.1. Einleitung

Der Gastrointestinaltrakt stellt auf Grund seiner Barrierefunktion einen der zentralen mit entzündlichen Erkrankungen assoziierten Bereiche dar. Entzündliche Erkrankungen im Gastrointestinalbereich haben aufgrund der Komplexität ihrer Pathophysiologie und der zuletzt erzielten Fortschritte im Therapiebereich besonderes Interesse erlangt.

Der Morbus Crohn ist neben der Colitis ulcerosa die bedeutendste chronisch entzündliche Darmerkrankung (CED). Diese Erkrankungen betreffen vor allem junge Menschen in ihrer produktivsten Lebensphase und stellen auf Grund ihres Schweregrades und ihrer Komplexität eine Herausforderung für jede Therapie dar. Zur erfolgreichen Therapie dieser Erkrankung werden heute häufig Immunsuppressiva wie Azathioprin oder Methotrexat eingesetzt, die aber nicht bei allen Patienten zum nötigen klinischen Erfolg führen.

Tumor Nekrose Faktor-alpha (TNFα) wurde in den letzten Jahren als eines der Schlüsselzytokine mit proinflammatorischen Eigenschaften identifiziert. In den 90-er Jahren wurde zunehmend die zentrale Rolle von TNFα bei Morbus Crohn definiert während seine Bedeutung bei der Colitis ulcerosa erst wesentlich später erkannt wurde. TNFα findet sich vermehrt im Stuhl von Morbus Crohn Patienten und kann immunhistochemisch in intestinaler, entzündlich veränderter Mukosa nachgewiesen werden. Für die Neutralisation von TNF stehen uns heute verschiedene neutralisierende Antikörper zur Verfügung, wobei bei uns sowohl Infliximab als auch Adalimumab Einzug in den klinischen Alltag gefunden haben:

- Infliximab stellt einen sogenannten chimären IgG1 monoklonalen Antikörper dar, der zu 75 % aus humanen und zu 25 % aus murinen Sequenzen besteht und intravenös zur Verabreichung kommt. Der murine Anteil ist der TNF-neutralisierende Anteil. Infliximab neutralisiert die biologische Aktivität von TNF und verhindert damit die Bindung von TNF an seine Rezeptoren.
- Adalimumab ist ein voll humaner TNFα neutralisierender Antikörper, der subkutan appliziert wird.
- Certolizumab, das zur Zeit im EU Bereich nicht zugelassen ist (allerdings in USA zur klinischen Therapie bei Morbus Crohn zur Verfügung steht), ist ein pegyliertes TNFα neutralisierendes Molekül (humanes Fab Fragment vernetzt mit Polyethylenglykol), das ebenfalls subkutan verabreicht wird.

Ziel dieses Beitrages ist es, die wesentlichen Studien mit diesen drei anti-TNF-Antikörpern in der Behandlung bei CED zu diskutieren, wobei Infliximab sowohl in der Therapie des Morbus Crohn und der Colitis ulcerosa wirksam und zugelassen ist, während für Adalmimumab und Certolizumab Wirksamkeitsdaten für den Morbus Crohn vorliegen.

2.2. Anti-TNF-Strategien bei Morbus Crohn

2.2.1. Infliximab

Anti-TNF-Substanzen stellen heute eine etablierte Therapie vor allem bei Morbus Crohn dar. Bei luminalem Befall eines Morbus Crohn ist Infliximab sowohl in der Akuttherapie von Patienten, welche auf konventionelle Therapien inklusive Immunsuppressiva refraktär sind, als auch bei deren Erhaltungstherapie in ca. 50 % erfolgreich. Zudem konnte auch eine Wirkung bei perianalen Fisteln belegt werden, sodass Infliximab einen fixen Platz in den Therapiealgorithmen dieser Erkrankung erworben hat.

Die erste Publikation, die Infliximab bei Morbus Crohn untersuchte erschien 1995. Darin zeigte eine holländische Arbeitsgruppe (1), dass Infliximab bei Patienten mit Morbus Crohn zu einer raschen, dramatischen klinischen Besserung führt, die von einer endoskopischen Besserung begleitet ist. Die erste plazebo-kontrollierte, randomisierte Studie wurde 1997 im *New England Journal of Medicine* veröffentlicht (2). Von den 108 Patienten, die eine singuläre Infliximabgabe erhielten (5 mg/kg, 10 mg oder 20 mg/kg KG) zeigten nach 4

2.2. Anti-TNF-Strategien bei Morbus Crohn

	Neutralisation von löslichem TNF	Bindung von TNF	Blockade von Zytokin-Synthese	Komplement-Lyse	Apoptose
Etanercept (löslicher TNF p75 Rezeptor)	+++	++	+/-	++	++/-
Adalimumab	++	+++	+++	+++	+++
Infliximab	++	+++	+++	+++	+++
Certolizumab	+++	+++	+++	nein	nein

Tab. 2.1: Zusammenfassung der in vitro Effekte von verschiedenen anti-TNF-Substanzen.

Wochen 22 von 27 Patienten (81 %) aus der 5 mg/kg Gruppe, 14/28 (50 %) der 10 mg/kg und 18/28 (64 %) aus der 20 mg/kg Gruppe eine klinische Besserung (Abfall des Crohn Aktivitäts-Index, CDAI > 70 Punkte) (Plazebo: 4/24; 17 %). Eine klinische Remission (CDAI < 150) trat in 33 % der mit Infliximab behandelten Patienten (5 mg/kg) auf, während jene bei Plazebopatienten nur in 4 % zu beobachten war. Die klinische Besserung blieb in 41 % bis 12 Wochen erhalten (Plazebo, 12 %). Interessanterweise hatte die Begleitmedikation (Immunsuppressiva, Aminosalizylate, Steroide) bzw. Krankheitslokalisation keinen Einfluss auf das Therapieansprechen und die 5 mg/kg Dosierung war am wirksamsten (2). Zudem wurde in den diesen Studien klar, dass Infliximab zu endokopischer Abheilung und damit zu mukosaler Heilung führen kann.

In der ACCENT I Studie wurde eine singuläre Gabe von Infliximab mit einem 3-fach Induktionsschema Woche 0, 2 und 6 verglichen (jeweils 5 mg/kg Infliximab). Das klinische Ansprechen der früheren Studien wurde bestätigt, wobei sich die 3-malige Applikation als signifikant besser erwies, wenngleich die Unterschiede zum Zeitpunkt Woche-10 geringfügig waren (3). Eine weitere für die Praxis wichtige Information aus dieser Studie war, dass bei fehlendem Ansprechen auf die zweite Infusion (Evaluierung zu Woche 4) ein Ansprechen auf eine dritte Infusion unwahrscheinlich war. Umgekehrt erscheint es von Relevanz, dass bis zu 60 % der Patienten erst nach der zweiten Infusion ansprachen.

■ **Rolle von Infliximab in der Erhaltungstherapie des Morbus Crohn**

Die Wirksamkeit nach einer singulären Infliximabgabe ohne parallele immunsuppressive Therapie ist nach 3 Monaten nur mehr bei weniger als 1/3 der Patienten vorhanden. Die oben erwähnte ACCENT I Studie ist der Frage der Dauertherapie nachgegangen. Kürzlich haben Rutgeerts et al. daraus wohl jene zentralen Ergebnisse veröffentlicht, die uns die wichtigen Erkenntnisse für unser tägliches Patientenmanagement liefern (3). In dieser Arbeit wurden nun alle 573 Studienpatienten analysiert, die in der Folge im Rahmen der Erhaltungstherapie Infliximab episodisch oder regelmässig (alle 8 Wochen) über 54 Wochen erhalten hatten. Die episodische Therapie ("on demand") bestand darin, dass alle mit Plazebo behandelten Patienten, die klinisch im Studienverlauf krankheitsaktiv wurden, mit Infliximab 5 mg/kg KG therapiert werden konnten. In den beiden Infliximabgruppen (5 mg und 10 mg/kg) mit regelmäßiger Verabreichung durfte die Dosierung jeweils um 5 mg/kg gesteigert werden, falls kein Ansprechen auf Infliximab mehr gegeben war ("Rescue Therapie"). Zugang zur "on demand" oder "Rescue Therapie" hatten die Patienten allerdings erst nach Studienwoche 14. Zu gewissen Zeitpunkten im Verlauf der Studie war die regelmäßige der episodischen Therapie in einigen klinischen Aspekten (klinische Remission, Response, Lebensqualität, Steroidverbrauch) überlegen. Diese Überlegenheit war vor allem in der 10 mg/kg Infliximabgruppe gegeben und weniger in der für die Erhaltungstherapie zugelassenen Dosis von 5 mg/kg. Es zeigte sich, dass in der 5 mg/kg Infliximabgruppe eine geringere Anzahl von Spitalsaufenthalten (P=0.047) und intraabdominellen chirurgischen Eingriffen (P=0.04) als bei episodischer Therapie verzeichnet werden konnte. Diese Studien lieferten den ersten klaren Hinweis für die Überlegenheit einer regelmässigen 8-wöchentlichen Infliximabgabe. Die Thematik "episodische Therapie", die in der Frühphase die anti-TNF-Ära geprägt hatte, hat sich heute weitestgehend erledigt. Es gilt als Konsens, dass diese Erkrankungen eine Dauertherapie im Sinne einer Erhaltungstherapie benötigen.

■ Infliximab bei fistulierendem Morbus Crohn

Die perianale Erkrankung stellt eine der Hauptmanifestationen und grössten Herausforderungen bei Morbus Crohn dar. Der therapeutische Ansatz dieser Komplikation sieht zunehmend die Kombination chirurgischer und medikamentöser Maßnahmen vor, wobei erstere hier nicht zur Beschreibung kommen.

Während Antibiotika oft als alleinige Therapie der einfachen Fistel (definiert durch: superfizialen, niedrigen intersphinktären, oder niedrigen transsphinktären Verlauf, eine singuläre Fistelöffnung, das Fehlen von perianalen Schmerzen und Fluktuationen, sowie der Abwesenheit von rektovaginalen Fisteln, anorektalen Strikturen und einer aktiven Entzündung der rektalen Schleimhaut) zur Anwendung kommen, sind alle bisher verwendeten Therapien wie Antibiotka, Azathioprin, Cyclosporin A, Tacrolimus ohne sichere Wirksamkeit. Zu Infliximab liegen mittlerweile 2 kontrollierte Studien vor, die als primären Endpunkt Fistelverschluss gewählt haben. In der ersten Studie (5), wurden 94 Patienten mit fistulierendem Morbus Crohn (85 Patienten hatten perianale Fisteln) behandelt. Die Patienten erhielten Infliximab zu Woche 0, 2 und 6 (5 mg/KG versus 10 mg/kg) oder Plazebo. Ein Verschluss aller Fisteln wurde in 13 % der Plazebopatienten, in 55 % der Patienten unter Infliximab 5 mg/kg und in 38 % derjenigen unter Infliximab 10 mg/kg KG beobachtet. Die mediane Remissiondauer betrug 3 Monate. 11 % der Patienten unter Infliximab entwickelten einen perianalen Abszess.

In der zweiten, größeren aktuell publizierten Studie (ACCENT II) wurden 306 Patienten zunächst in Woche 0, 2, und 6 Woche mit 5 mg/kg Infliximab eingeschlossen (6). Responder erhielten anschließend ab Woche 14, 8-wöchig, Plazebo oder 5 mg/kg Infliximab bis zum Studienende in Woche 54. Zu Woche 14 zeigten 195/306 Patienten (69 %) ein Ansprechen auf die Infliximab-Induktionstherapie im Sinne eines Verschlusses von mindestens 50 % der Fisteln. Primärer Endpunkt dieser bisher größten Fistelstudie war die "Zeit bis zum Verlust des Ansprechens auf Therapie". Die mediane Zeit bis zu diesem Ereignis war 14 Wochen unter Plazebo und > 40 Wochen unter Infliximab. In Woche 54, und dies scheint der wesentliche Zeitpunkt, zeigten 39 % der Infliximabpatienten und nur 19 % der Plazebopatienten einen Verschluss aller Fisteln (p = 0.009). Zu erwähnen wäre, dass ein Teil der Patienten, die auf 5 mg/kg nicht ansprachen oder ein Wirkungsverlust eintrat, von einer Erhöhung der Dosis auf 10 mg/kg profitierten. Wichtig für den Erfolg erscheint jedoch vor einer geplanten Infliximabtherapie eine ausreichende chirurgische Drainage aller Retentionen. Andererseits wurde beobachtet, dass Fistelgänge auch nach sogenannter Heilung (d.h. Sistieren der Sekretion) mit MRI weiterhin darstellbar blieben. Innere Fisteln scheinen nicht von einer Infliximabgabe zu profitieren, hier sollte chirurgisch saniert werden.

■ Extraintestinale Manifestation

Extraintestinale Manifestationen treten bei über 20 % aller CED-Patienten auf (Haut, Gelenk, Auge, etc.), stellen oft eine große therapeutische Herausforderung dar und benötigen nicht selten einen aggressiven Therapieansatz, wie die Verwendung von Cyclosporin A bei Pyoderma gangraenosum. Infliximab zeigte in einer kontrollierten, prospektiven, Studie eine exzellente Wirksamkeit bei Pyoderma gangraenosum und ist hierbei als Standardtherapie zu betrachten (7).

2.2.2. Adalimumab

Adalimumab stellt in der EU die zweite zugelassene anti-TNF-Therapie bei Morbus Crohn dar. In der CLASSIC I Studie wurden 3 verschiedene Dosierungen von Adalimumab verwendet (8). In dieser Kurzzeit, plazebo-kontrollierten Studie (4-Wochen als Endpunkt einer Remissionsinduktion) war die höchste Adalimumabdosis (160 mg Woche 0/80 mg Woche 2) signifikant besser als Plazebo im Erreichen einer Remission (36 % vs. 12 %, p=0.001). Die wesentliche Frage, nämlich Erreichen einer Langzeitremission wurde in der CHARM Studie beantwortet (9). In dieser Studie wurden 854 Patienten mit aktivem Morbus Crohn eingeschlossen (CDAI 200-450) und erhielten eine Induktionstherapie mit Adalimumab zu Woche 0 und 2, was zu einem klinischen Ansprechen in 58 % der Patienten zu Woche 4 führte (CDAI Abfall über 70 Punkte). 499 Patienten wurden dann randomisiert in Plazebo, 40 mg wöchentlich oder 40 mg Adalimumab zwei-wöchentlich. Zu Woche

26 waren die Remissionsraten 17 %, 40 % and 46 % für Plazebo versus 40 mg jede 2. Woche bzw. wöchentlich appliziert. Entsprechende Remissionsraten zu Woche 56 waren 12 %, 36 % and 41 %. Damit war die Wirksamkeit dieser Therapie klar belegt. Kontrollierte Fistelstudien für Adalimumab liegen zur Zeit nicht vor. Oben erwähnte Studien führten zur Zulassung dieser Therapie in der Behandlung des Morbus Crohn.

2.2.3. Certolizumab

Certolizumab pegol wurde in mehreren grossen Studien bei Morbus Crohn untersucht. Eine 4-armige Induktionsstudie randomisierte 292 Patienten mit aktiver Erkrankung in 3 verschiedene Dosierungen Certolizumab (100, 200, oder 400 mg. s.c. einmal monatlich) oder Plazebo über 12 Wochen. Zu Woche 2 war eine klinische Besserung in 15,1 %, 29,7 %, 30,8 % and 33,3 % für Plazebo, 100, 200, and 400 mg Certolizumab zu sehen. Allerdings zeigten sich zu Woche 12 keine signifikanten Unterschiede (10). In der PRECISE2 Studie wurden 668 Patienten mit aktivem Morus Crohn (CDAI 220-450) mit 400 mg Certolizumab zu Wochen 0, 2 und 4 therapiert (42,8 % Ansprechrate; definiert als CDAI Abfall > 100 Punkte) (11). Anschließend wurden die Patienten randomisiert in Certolizumab 400 mg alle 4 Wochen versus Plazebo (25 % der Patienten hatten eine Vortherapie mit Infliximab und 62 % erhielten Steroide/Immunsuppressiva). Ein klinischer Response (CDAI Abfall > 100 Punkte) wurde zu Woche 26 in 64 % der Certolizumab Patienten versus 43 % bei Plazebo erreicht. (Remission: 48 % versus 29 %). In der PRECISE 1 Studie erhielten 662 aktive Crohn Patienten Certolizumab pegol oder Plazebo über 26 Wochen (12). Ein klinisches Ansprechen (CDAI Abfall > 100 Punkte) wurde in 35 % der Certolizumabgruppe versus 27 % der Plazebopatienten erreicht. Auf Grund dieser Daten erhielt Certolizumab eine Zulassung für die Therapie des Morbus Crohn in USA aber nicht in der EU.

2.3. Anti-TNF-Strategien (Infliximab) bei Colitis ulcerosa

Erste Pilotstudien, die in den Jahren 2001 und 2002 publiziert wurden, suggerierten einen klinischen Nutzen für einen anti-TNF-Ansatz bei CU welcher in der Folge durch eine kleine kontrollierte Studie in Zweifel gestellt wurde. Die im Jahr 2005 publizierten ACT-1 und ACT-2 Studien belegten zuletzt die Wirksamkeit von Infliximab bei Colitis ulcerosa (13).

■ Rutgeerts 2005: ACT 1 und ACT 2 Studie

Die ACT Studien stellen die größten bis dato publizierten, kontrollierten klinischen Studien bei Colitis ulcerosa dar. In die ACT 1 Studie wurden Patienten eingeschlossen, die refraktär auf Kortikosteroide, abhängig oder intolerant waren und/oder sich als Therapieversager oder unverträglich gegenüber Azathioprin/6-Mercaptopurin (6-MP) erwiesen hatten. In die ACT 2 Studie konnten auch Patienten eingeschlossen werden, die nur mit oralen 5-Aminosalicylatpräparaten erfolglos behandelt wurden. Einschlusskriterien in die ACT Studien waren eine Colitis ulcerosa von moderater bis schwerer Aktivität definiert anhand eines Mayo Scores von 612 mit einem endoskopischen Subscore 2. Primäres Studienziel war das Erreichen einer klinischen Verbesserung definiert in einer Verbesserung im Mayo Score 30 % und 3 Punkte, begleitet von einer Besserung bezüglich rektaler Blutung (Rektaler Blutungsscore 1 oder Score von 0 oder 1 zu Woche 8). Sekundäre Endpunkte waren definiert als Mayo Score 2, wobei kein Subscore >1 sein durfte und mukosale Heilung definiert als Endoskopie-Score von 0 oder 1.

Insgesamt wurden in beiden Studien 728 Patienten randomisiert und behandelt (244 in der Plazebogruppe; 242 jeweils in der 5 and 10 mg/kg KG Infliximab Gruppe). Die Gabe der Studienmedikation erfolgte zu den Wochen 0, 2 und 6 und dann 8-wöchentlich. Die Studiendauer für ACT 1 (364 Patienten) war 54 Wochen versus 30 Wochen in der ACT 2 Studie (364 Patienten).

Die gepoolten Daten von ACT-1 und -2, und zwar für die Wochen 8 + 30 (ACT-1 und ACT-2) und für die Woche 54 (ACT-1) werden im Folgenden kurz kommentiert. Signifikant mehr Patienten die mit Infliximab behandelt wurden, waren zu Woche 8 klinisch gebessert (Infliximab 5 mg/kg 69,4 % versus 61,5 % bei 10 mg/kg) im Vergleich zu Plazebo (37,2 %, p < 0.001 für beide). Zu Woche 54 erreichten 45,5 % und 44,3 % der beiden Infliximabgruppen einen klinischen Response versus 19,8 % der Plazebopatienten (p < 0.001, für beide). Zu Woche 8 waren 38,8 % und 32,0 % der Infliximabgruppen (Infliximab 5- und 10 mg/kg) in klinischer Remission und im Plazeboarm 14,9 % (p <

0.001 and p = 0.002). Dieser Effekt dauerte über den gesamten Studienzeitraum bis zu Woche 54 an (34,7 %, 5 mg/kg; 34,4 %, 10 mg/kg vs. 16,5 % der Plazebopatienten; p= 0.001 für beide). Mukosale Heilung definiert als eine endoskopischer Subscore von 0 oder 1 wurde nach 8 Wochen beobachtet und persistierte ebenfalls über 54 Wochen (45,5 %, 5 mg/kg; 46,7 %, 10 mg/kg vs. 18,2 % bei Plazebopatienten; p < 0.001 für beide). Eine mukosale Heilung zu Woche 8 führte zu einer 4-fach höheren Wahrscheinlichkeit auch zu Woche 54 in Remission zu sein. In einer steroid-freien Remission befanden sich zu Woche 54 21,7 % der Infliximab therapierten Patienten versus 9 % der Plazebo behandelten Patienten.

■ Jaernerot Studie 2005

Eine randomisierte doppel-blinde Studie untersuchte die Rolle von Infliximab bei schwerer i.v. steroid-refraktärer akuter CU (14). Der Einschluss der Patienten in diese Studie war über 2 Wege möglich, entweder über ein Versagen auf eine Therapie mit Betamethason 4 mg 2 x täglich und einem "Fulminant Colitis Index" am Tag 3 > 8, oder über einen Seo Index an den Tagen 6 - 8 > 150. In beiden Fällen erhielten die Patienten eine singuläre Gabe von Infliximab 5 mg/kg versus Plazebo. Der primäre Endpunkt war die Kolektomierate am Tag 90. In diese Studie wurden 45 Patienten an 10 Zentren in Schweden und Dänemark eingeschlossen (Infliximab, n=24; Plazebo, n=21). Kein Patient verstarb im Laufe der Studie. Sieben Patienten in der Infliximabgruppe und 14 Patienten in der Plazebogruppe benötigten eine Colektomie (P= 0.017; Odds Ratio 4.9) innerhalb von 3 Monaten.

In einer Subanalyse ergab sich ein statistisch signifikanter Unterschied zwischen Infliximab und Plazebo für jene Patienten, die über das mildere Seo-Index Kriterium eingeschlossen wurden, aber nicht für jene Patienten mit einem "Fulminant Colitis Index" ≥ 8, wenngleich die Studie zur Unterscheidung solcher Unterschiede nicht ausgelegt war.

■ Meta-Analyse von Infliximab bei Colitis ulcerosa

Meta-Analysen haben die Wirksamkeit von Infliximab bei CU untersucht. In Summe kann aus diesen Analysen abgeleitet werden, dass Infliximab eine wirksame Therapie bei der chronisch-aktiven CU im Vergleich zu Plazebo darstellt mit einer klinischen Remissionsrate von ca. 40 % nach 9-monatiger Therapie und einer *Number-needed-to-treat* (NNT) von 3-5.

■ Schlussfolgerungen

- Anti-TNF-Strategien haben heute in der Behandlung des Morbus Crohn einen fixen Stellenwert. Es stehen uns zur Zeit zwei Präparate für die Therapie zur Verfügung: Infliximab und Adalimumab, wobei nur Infliximab eine gesicherte Wirkung bei der fistulierenden Erkrankung aufweist.
- Infliximab ist bei der chronisch-aktiven Colitis ulcerosa eine wirksame Therapie; damit stellt dieser Therapieansatz einen neuen Therapieansatz bei dieser Erkrankung dar. Die anderen anti-TNF-Substanzen werden zur Zeit in dieser In-

	Adalimumab	Certolizumab	Infliximab
Luminaler Morbus Crohn	wirksam	wirksam	wirksam
Fistulierender Morbus Crohn	nicht getestet in kontrollierten Studien	nicht getestet in kontrollierten Studien	wirksam
Colitis ulcerosa	nicht getestet in kontrollierten Studien	nicht getestet in kontrollierten Studien	wirksam
Administration	subkutan	subkutan	intravenös
Nebenwirkungen	ähnlich bei allen anti-TNF-Substanzen	ähnlich bei allen anti-TNF-Substanzen	ähnlich bei allen anti-TNF-Substanzen
Induktion von Apoptose	ja	nein	ja
Neutralisation von TNFα	ja	ja	ja

Tab. 2.2: Vergleich von Infliximab, Adalimumab und Certolizumab (direkter Vergleich nicht möglich, da Vergleichsstudien nicht vorliegend).

dikation im Rahmen von klinischen Studien untersucht.
- Anti-TNF-Therapien haben sich in der Therapie der frühen Erkrankung noch nicht etabliert und ihre Anwendung kommt im Wesentlichen bei Nichtansprechen auf eine immunsuppressive Therapie zum Tragen.

Zusammenfassung

Antikörpertherapien gegen Tumor Nekrose Faktor-alpha (TNFα) haben die Behandlung chronisch-entzündlicher Erkrankungen wie Morbus Crohn, Colitis ulcerosa, rheumatoider Arthritis, Morbus Bechterew oder Psoriasis in den letzten Jahren grundlegend verändert. Bei luminalem Befall eines Morbus Crohn sind anti-TNF-Therapien (wie Infliximab, Adalimumab, Certolizumab) sowohl in der Akuttherapie von Patienten als auch bei deren Erhaltungstherapie, falls sich auf konventionelle Therapien wie Immunsuppressiva kein Ansprechen zeigte, in einem beträchtlichen Prozentsatz erfolgreich. Für die Behandlung des Fistelleidens liegen zur Zeit nur kontrollierte Studiendaten für die Wirksamkeit von Infliximab vor. Für Infliximab wurde in zwei großen plazebokontrollierten Studien an Patienten mit moderat bis schwer aktiver Colitis ulcerosa klinische Wirksamkeit gezeigt. Diese Studien erbrachten auch Hinweise für mukosale Heilung und eine Verbesserung der Lebensqualität bei Patienten mit Colitis ulcerosa, was zur Zulassung dieser Therapie bei dieser Erkrankung geführt hat. Anti-TNF-Therapien stellen damit eine wirksame zusätzliche Therapieoption in der Therapie chronisch-entzündlicher Darmerkrankungen dar. Der professionelle Umgang mit diesen potenten, innovativen Substanzen erfordert allerdings viel Fachwissen, um das Nutzen-Risikoprofil entsprechend abschätzen zu können.

2.4. Literatur

1. van Dullemen HM, van Deventer SJ, Hommes DW, Bijl HA, Jansen J, Tytgat GN, Woody J.Treatment of Crohn's disease with anti-tumor necrosis factor chimeric monoclonal antibody (cA2). Gastroenterology 1995; 109(1):129-35.

2. Targan SR, Hanauer SB, van Deventer SJ, Mayer L, Present DH, Braakman T, DeWoody KL, Schaible TF, Rutgeerts PJ.A short-term study of chimeric monoclonal antibody cA2 to tumor necrosis factor alpha for Crohn's disease. Crohn's Disease cA2 Study Group. N Engl J Med 1997; 337(15):1029-35.

3. Hanauer SB, Feagan BG, Lichtenstein GR, Mayer LF, Schreiber S, Colombel JF, Rachmilewitz D, Wolf DC, Olson A, Bao W, Rutgeerts P; ACCENT I Study Group-Maintenance infliximab for Crohn's disease: the ACCENT I randomised trial. Lancet 2002; 359(9317):1541-9.

4. Rutgeerts P, Feagan BG, Lichtenstein GR, Mayer LF, Schreiber S, Colombel JF, Rachmilewitz D, Wolf DC, Olson A, Bao W, Hanauer SB.Comparison of scheduled and episodic treatment strategies of infliximab in Crohn's disease. Gastroenterology 2004;126(2):402-13.

5. Present DH, Rutgeerts P, Targan S, Hanauer SB, Mayer L, van Hogezand RA, Podolsky DK, Sands BE, Braakman T, DeWoody KL, Schaible TF, van Deventer SJ. Infliximab for the treatment of fistulas in patients with Crohn's disease. N Engl J Med 1999; 340(18):1398-405.

6. Sands BE, Anderson FH, Bernstein CN, Chey WY, Feagan BG, Fedorak RN, Kamm MA, Korzenik JR, Lashner BA, Onken JE, Rachmilewitz D, Rutgeerts P, Wild G, Wolf DC, Marsters PA, Travers SB, Blank MA, van Deventer SJ. Infliximab maintenance therapy for fistulizing Crohn's disease. N Engl J Med 2004; 350(9):876-85.

7. Brooklyn TN, Dunnill MG, Shetty A, Bowden JJ, Williams JD, Griffiths CE, Forbes A, Greenwood R, Probert CSInfliximab for the treatment of pyoderma gangrenosum: a randomised, double blind, placebo controlled trial. Gut 2006; 55(4):505-9.

8. Hanauer SB, Sandborn WJ, Rutgeerts P, Fedorak RN, Lukas M, MacIntosh D, Panaccione R, Wolf D, Pollack PHuman anti-tumor necrosis factor monoclonal antibody (adalimumab) in Crohn's disease: the CLASSIC-I trial. Gastroenterology 2006; 130(2):323-33

9. Colombel JF, Sandborn WJ, Rutgeerts P, Enns R, Hanauer SB, Panaccione R, Schreiber S, Byczkowski D, Li J, Kent JD, Pollack PF. Adalimumab for maintenance of clinical response and remission in patients with Crohn's disease: the CHARM trial. Gastroenterology 2007; 132(1):52-65.

10. Schreiber S, Rutgeerts P, Fedorak RN, Khaliq-Kareemi M, Kamm MA, Boivin M, Bernstein CN, Staun M, Thomsen OØ, Innes A; CDP870 Crohn's Disease Study Group. A randomized, placebo-controlled trial of certolizumab pegol (CDP870) for treatment of Crohn's disease. A randomized, placebo-controlled trial of certolizumab pegol (CDP870) for treatment of Crohn's disease. Gastroenterology 2005; 129(3):807-18.

11. Schreiber S, Khaliq-Kareemi M, Lawrance IC, Thomsen OØ, Hanauer SB, McColm J, Bloomfield R, Sandborn WJ; PRECISE 2 Study InvestigatorsMaintenance therapy with certolizumab pegol for Crohn's disease. N Engl J Med 2007; 357(3):239-50.

12. Sandborn WJ, Feagan BG, Stoinov S, Honiball PJ, Rutgeerts P, Mason D, Bloomfield R, Schreiber S; PRECISE 1 Study Investigators.Certolizumab pegol for the treatment of Crohn's disease. N Engl J Med 2007; 357(3):228-38.

13. Rutgeerts P, Sandborn WJ, Feagan BG, Reinisch W, Olson A, Johanns J, Travers S, Rachmilewitz D, Hanauer SB, Lichtenstein GR, de Villiers WJ, Present D, Sands BE, Colombel JF. Infliximab for induction and maintenance therapy for ulcerative colitis. N Engl. J Med 2005; 353: 2462-67.

14. Järnerot G, Hertervig E, Friis-Liby I, Blomquist L, Karlén P, Grännö C, Vilien M, Ström M, Danielsson A, Verbaan H, Hellström PM, Magnuson A, Curman BInfliximab as rescue therapy in severe to moderately severe ulcerative colitis: a randomized, placebo-controlled study. Gastroenterology 2005;128(7):1805-11.

Chronisch entzündliche Darmerkrankungen bei Kindern und Jugendlichen – Klinik, Diagnostik und Therapie

3. Chronisch entzündliche Darmerkrankungen bei Kindern und Jugendlichen – Klinik, Diagnostik und Therapie

3.1. Einleitung

Die Feststellung chronisch entzündlicher Darmerkrankungen (CED) bei Kindern und Jugendlichen dauert trotz eines hoch entwickelten medizinischen Versorgungssystems noch relativ lange. Dies trifft für die Colitis ulcerosa (CU), die Colitis indeterminata (CI), besonders aber für den M. Crohn (MC) zu. Nicht selten vergeht bis zur definitiven Diagnosestellung ein ganzes Jahr. Eine Ursache könnte sein, dass CED bei Kindern und Jugendlichen nicht ausreichend wahrgenommen werden, da sie häufig mit dem Erwachsenenalter assoziiert werden. Dem steht gegenüber, dass 15-25 % aller Fälle von MC und CU innerhalb der ersten 18 Lebensjahre, also während des Entwicklungsalters auftreten bzw. sich manifestieren.

Die in Westeuropa und Nordamerika gesicherte Zunahme der CED-Inzidenz (besonders MC) bei Kindern und Jugendlichen macht es notwendig, dieser medizinischen Herausforderung adäquat, d.h. durch eine frühe Diagnose und konsequente Therapie zu begegnen.

Des Weiteren ist offensichtlich, dass wissenschaftlich gesicherte Daten zum natürlichen Verlauf, zur Diagnostik und Therapie von CED bei Kindern und Jugendlichen dringend vonnöten sind. Die einschlägigen nationalen und internationalen Fachgesellschaften nehmen sich in den letzten Jahren zunehmend dieser Thematik an, um auch Kindern und Jugendlichen mit CED eine wissenschaftlich basierte und in zunehmendem Maße individualisierte Therapie zukommen zu lassen.

Die bei Manifestation und Initialdiagnostik anzustrebende Zuordnung einer CED zur Diagnose MC, CU oder CI bei einem Kind oder Jugendlichen kann problematisch sein. Die Entzündung kann mehr noch als bei Erwachsenen

- einen oder mehrere ganz unterschiedliche Bereiche des Darms befallen
- histologisch "eindeutige" Kriterien (Epitheloidzellgranulome) vermissen lassen
- vom makroskopischen Bild zwar der einen, vom histologischen Befund allerdings der anderen großen Gruppe der CED zuzuordnen sein
- auch bei einer CU von einer (ätiologisch unklaren) Beteiligung des oberen Magen-Darm-Trakts (Gastritis) begleitet sein

Es muss deshalb keinen Qualitätsmangel darstellen, wenn im weiteren Verlauf gelegentlich eine initiale Diagnose revidiert werden muss. Nach persönlicher Erfahrung des Autors kann das bei ca. 10 % aller (jüngeren) Kinder der Fall sein, bei Jugendlichen ist diese Quote niedriger anzusetzen.

3.2. Epidemiologie

Die in den letzten Dezennien beobachtete Zunahme von CED bei Kindern und Jugendlichen in den entwickelten Industriestaaten ist durch eine Reihe aktueller Studien belegt worden. Dies gilt insbesondere für den MC, der sich nach den Analysen im CEDATA-Projekt der Gesellschaft für Pädiatrisches Gastroenterologie (GPGE – Deutschland, Österreich, Schweiz) in immer jüngere Altersabschnitte des Kindesalters zu verlagern scheint. Die Inzidenz des MC beträgt – je nach Studie – 1 bis 4,5 Fälle, die der CU 0,7 bis 3 Fälle/100.000 Kinder. Die durchschnittliche *Prävalenz* für die Altersgruppe der bis 18jährigen Patienten wurde in einer sächsischen Multicenterstudie mit 42/100.000 Kinder (entsprechend 1 : 2400) berechnet. In Deutschland ist jährlich mit etwa 700 Neuerkrankungen an CED bei Kindern und Jugendlichen zu rechnen, wobei der Altersgipfel bei 11-13 Jahren liegt und der Anteil der unter 10jährigen (bis hinunter zum Säuglingsalter!) kann bis zu 40 % betragen kann.

3.3. Ätiologie und Pathogenese

Ätiologie und Pathogenese der CED sind derzeit nicht definitiv geklärt. Genetische Faktoren scheinen zwar eine wesentliche Rolle bei der Entstehung der Krankheiten einnehmen, sie erklären allerdings weder das individuelle Auftreten der CED noch die epidemiologischen Entwicklungen in vollem Umfang. Mutationen des NOD 2 (CARD

15)-Gens, das die Modulation der primären Immunantwort auf mikrobielle Antigene kodiert, sind am Beispiel des MC untersucht worden. Homozygote oder compound-heterozygote NOD 2 - Mutationen erhöhen das relative MC-Erkrankungsrisiko sehr stark und können zudem auf bestimmte Krankheitscharakteristika hinweisen (Einbeziehung der Ileozökalregion oder stenosierende Entzündung), woraus sich in höherem Maße chirurgische Behandlungsoptionen ableiten können.

Für die Kindergastroenterologie sind derartige Informationen deshalb besonders wichtig, weil sie die familiäre Häufung der CED und die Beobachtung erklären können, dass eineiige Zwillinge bis zu 50 % konkordant bezüglich einer MC-Diagnose sind (zweieiige Zwillinge 3-8 %).

Die bisher bekannten genetischen Assoziationen deuten auf polygene Einflussfaktoren hin und erklären die große klinische Variabilität daher nur zum Teil.

Umweltfaktoren (Ernährung, Hygiene, enterale Infektionen und Parasitosen) werden in Analogie zur "Hygienehypothese" bei allergischen Entzündungen als ätiologisch wichtige Faktoren besonders beim MC diskutiert. Gründe für diese Diskussion sind Daten, wonach CED und wiederum besonders der MC in den Industriestaaten wesentlich häufiger sind als in Entwicklungsländern.

Die Beeinflussung der enteralen Flora durch "life style"-Faktoren und die "Umleitung" des mukosalen Immunsystems in eine entzündungsauslösende Kaskade runden im Kontext mit der o.g. Hygienehypothese das Bild ab, das man sich derzeit von der Ätiologie und Pathogenese der CED, besonders des MC zeichnet.

Das ärztliche Handeln beim Erstkontakt mit einem Patienten und seinen Eltern muss daher darin bestehen, die existenten Daten- und Wissenslücken glaubwürdig in notwendiges diagnostisches und therapeutisches Handeln umzumünzen. Der Aufbau einer stabilen Patient-Arzt-Eltern-Beziehung ist eine entscheidende Voraussetzung für eine erfolgreiche Langzeitbetreuung von Kindern und Jugendlichen mit CED. Jene Daten- und Wissenslücken, die für die Ätiologie und Pathogenese gelten, beziehen sich auch auf folgende Charakteristika von CED im Kindes- und Jugendalter, die der behandelnde Arzt nicht prognostizieren kann, jedoch offen ansprechen sollte:

- Intensität und Ausdehnung der Entzündung
- Mögliche Inkongruenz zwischen Entzündungsaktivität und Symptomausprägung
- biologischer Verlauf der Krankheit
- unterschiedlich lokalisierte extraintestinale Symptome
- Häufigkeit, Schwere und Dauer akuter Schübe
- Auftreten und Schwere unerwünschter Arzneimittelwirkungen (UAW).

3.4. Diagnostik

Die Diagnostik von CED bei Kindern und Jugendlichen ähnelt grundsätzlich jener bei Erwachsenen. Mit einigen Unterschieden gilt dies auch für die Zielstellung der Diagnostik:

- Verkürzung der diagnostischen Latenz, d.h. vom Auftreten suspekter Symptome bis zur definitiven Diagnose, die bei Kindern – insbesondere mit MC – noch (zu) lange dauert
- Schonende, d.h. schmerzfreie Untersuchung
- Möglichst eindeutige Unterscheidung der verschiedenen CED in der Primärdiagnostik
- Simultane obere und untere Endoskopie in gleicher Sitzung, besonders bei Verdacht auf MC
- Hohe Ausbeute an diagnostischen Informationen
- Vermeidung von Röntgenstrahlen

Bei Kindern mit chronischen oder chronisch-rezidivierenden Bauchschmerzen, Stuhlgangsunregelmäßigkeiten, pathologischen Stuhlbeimengungen (Blut, Schleim), Anämie, mangelhafter Gewichtsentwicklung, Pubertätsrückstand, Gelenkbeschwerden oder anderen extraintestinalen Symptomen (Erythema nodosum, Gingivostomatitis, Cheilitis) ist bis zum Beweis des Gegenteils eine CED zu unterstellen.

Eine funktionierende Informationskette zwischen behandelndem Kinder- und Jugend- oder Hausarzt und einem zertifizierten Kindergastroenterologen stellt am ehesten das Erreichen der diagnostischen Zielstellung sicher.

In jüngster Zeit wurden mehrere Leitlinien veröffentlicht, in denen das diagnostische und differentialdiagnostische Vorgehen und Bewertungskriterien für die erhobenen Befunde detailliert ausgearbeitet wurden. So hat die "IBD Working Group" der *European Society for Paediatric Gastroenterology, Hepatology and Nutrition* (ESPGHAN) 2005 die sogenannten Porto-Kriterien für die CED-Diagnostik bei Kindern und Jugendlichen publiziert. 2007 wurde von der entsprechenden amerikanischen Fachgesellschaft (NASPGHAN) ein ausführlicher "Clinical report" zur Differenzierung von MC, CU und CI vorgelegt. Etwa zeitgleich wurde von der *European Crohn's and Colitis Organisation* (ECCO) ein sehr ausführliches Consensus Statement zur Diagnostik und Therapie des Morbus Crohn in Form dreier Einzelpublikationen veröffentlicht im Teil 3 wird auch auf pädiatrische Aspekte eingegangen. Die folgenden Ausführungen fügen Kernaussagen dieser aktuellen Leitlinien zusammen.

3.5. Anamnese

Bei Kindern und Jugendlichen soll der Verdacht auf eine CED geäußert werden, wenn Bauchschmerzen, Durchfall, rektaler Blutabgang und/oder Gewichtsverlust durchgehend über einen Zeitraum von > 4 Wochen bestehen bzw. kürzere Episoden mit diesen Symptomen mehr als zwei Mal innerhalb von 6 Monaten auftreten (Porto-Kriterien). Die Symptomtrias des gleichzeitigen Auftretens von Bauchschmerzen, Durchfall und Gewichtsverlust gilt zwar als klassisch für den MC, liegt aber bei weniger als 25 % der pädiatrischen Patienten tatsächlich komplett vor und kann insofern keinesfalls zur Diagnosestellung "gefordert" werden. Häufigstes Leitsymptom betroffener Kinder ist der Bauchschmerz. Dieser kann völlig unspezifisch sein und ist klinisch-anamnestisch von

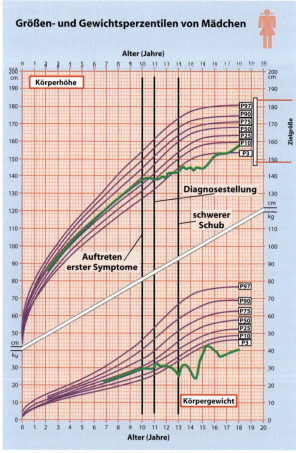

Abb. 3.1: Perzentilenverlauf eines bei MC-Primärmanifestation 10-jährigen Mädchens mit erheblicher Beeinträchtigung der Längen- (oben) und Gewichtsentwicklung (unten).

den alltäglichen funktionellen Bauchschmerzen des Kindesalters oft nicht unterscheidbar. Starke, krampfartige, manchmal umschrieben lokalisierte und postprandial ausgeprägte Schmerzen in einem regelhaften zeitlichen Abstand zu größeren Mahlzeiten sind ein Alarmsymptom (Darmstenose bei MC?). Morgendlicher Stuhldrang oder/und linksseitige, tenesmenartige Mittel- und Unterbauchschmerzen, die nach der Defäkation wieder abklingen, sind das typische Leitsymptom einer Kolitis. Sie können daher bei CU, bei MC oder infektiöser Genese vorkommen.

Für den MC diagnostisch wegweisend und höchste Beachtung verdienend sind retrograd dokumentierbare Störungen des Längenwachstums, Untergewicht (☞ Abb 3.1) und retardierte Pubertäts- bzw. Knochenentwicklung. Gelegentlich geht die Wachstumsstörung den "typischen" gastroenterologischen Symptomen des MC um Jahre voraus und zeigt dann schon bei der Initialvorstellung gravierende Ausmaße. Eine conditio sine qua non bei der Anamneseerhebung ist die Dokumentation der Verläufe der bisherigen Wachstums- und Gewichtsentwicklung des Patienten mit Eintrag in ein Perzentilenblatt, um den oft erkennbaren "Perzentilenknick" bzw. das entsprechende Absinken der Wachstumsgeschwindigkeit darzustellen. Zur Beurteilung der individuellen Veranlagung hinsichtlich Zielgröße und Wachstumsdynamik müssen Körperlänge und Pubertätszeitpunkt der Eltern und Geschwister erfragt und mit den tatsächlichen Befunden des Patienten (s.u.) korreliert werden.

Extraintestinale Symptome können das klinische Bild primär oder auch phasenweise dominieren: Erythema nodosum (☞ Abb. 3.2), Gelenkbeschwerden, periorale oder perianale Schwellungen und Hautveränderungen, Gingivostomatitis, sekundäre Amenorrhoe. Wesensveränderungen (depressive Stimmung) sowie Appetit- und Essstörungen können zu Fehldiagnosen führen (cave psychogene Essstörungen als manchmal schwierige Differentialdiagnose). Fieber ist im Verbund mit erhöhten Entzündungsparametern ein Hinweis für MC.

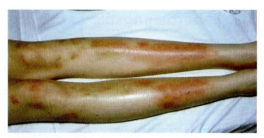

Abb. 3.2: Erythema nodosum als Primärmanifestation eines MC bei einer 15-jährigen Jugendlichen.

Bei der Erfassung der Eigen- und Familienanamnese müssen die o.g. Risikofaktoren bedacht werden. Besteht bei Verwandten 1. Grades eines Kindes mit verdächtiger Symptomatik bereits eine bekannte CED, muss diese bis zum Beweis des Gegenteils auch beim Kind/Jugendlichen angenommen werden.

3.6. Körperliche Untersuchung

Eine immer notwendige gründliche klinische Untersuchung umfasst folgende Aufgabenstellungen:

- Inspektion der Haut: Blässe, Erythema nodosum, Pyodermie, Vitiligo
- Inspektion von Lippen und Mundhöhle: Aphten, Cheilitis, Gingivahyperplasie
- abdominelle Palpation: Schmerzen/Abwehrspannung während der Untersuchung, tastbare "Darmwalze" (druckdolent? verschieblich?), Beschaffenheit und Größe von Leber und Milz, "Tumor" im rechten Unterbauch (infiltratives Konglomerat, Abszess)
- Inspektion der Analregion/rektale Untersuchung: Erytheme, Marisken, Fissuren, perianale Fisteln, Blutung
- Skelettsystem: Beweglichkeit der Wirbelsäule, Klopf- oder/und Druckschmerz (Iliosakralgelenke, Hüft- und Knie- sowie Hand- und Fußgelenke)

Bei CED, besonders bei MC im Kindes- und Jugendalter, ist eine kritische retrospektive Dokumentation und Einschätzung des bisherigen Gedeihens und die Feststellung von Wachstums- und Pubertätsentwicklungsstörungen unerlässlich. Körperlänge und -gewicht werden lebensalterbezogen mit Perzentilkurven und durch Abgleich mit familiären Bezugsdaten ("genetische Zielgröße", "Zielperzentile") dokumentiert und im weiteren Krankheitsverlauf aktualisiert.

3.7. Labordiagnostik

Laboruntersuchungen sind zur Diagnosestellung von CED nicht geeignet, sie werden veranlasst, um

- in der Initialdiagnostik zu prüfen, ob überhaupt eine entzündliche Erkrankung vorliegt
- Indizien zu sammeln, welche CED vorliegt
- eingetretene Folgeschäden, z.B. spezifische Mangelzustände, festzustellen
- differentialdiagnostische Hinweise oder Kriterien für andere Krankheiten zu finden
- in der Verlaufskontrolle die Krankheitsaktivität einschätzen zu helfen

In der Diagnostik, Differentialdiagnostik und Langzeitbetreuung nicht einheitlich angewandte Laborparameter sind:

- "Entzündungsparameter": vollständiges Blutbild mit Differenzierung der Leukozyten, Thrombozyten, CrP, BSG
- Serumprotein-Elektrophorese, Immunglobuline, Antikörperprofil gegen Zöliakie (Ak gegen Gewebstransglutaminase)
- Bestimmung von Metaboliten zur Erfassung von Organläsionen oder -mitbeteiligungen: GOT, GPT, γGT, Bilirubin, Lipase
- Vitamine und Spurenelemente zur Abschätzung des Ernährungszustands bzw. zur Erfassung von Defizienzen: Eisen, Ferritin, Calcium, Phosphat, alkalische Phosphatase, Vitamin-D, Vitamin B_{12}, Zink, Folsäure
- Verschiedene Autoantikörper mit dem Ziel der CED-Differenzierung (ASCA, ANCA u.a.)
- Mikrobiologische Stuhluntersuchung: Salmonellen, Shigellen, Yersinien, Campylobacter, Lamblien (heute üblicherweise durch Antigennachweis), Würmer und Wurmbestandteile, Clostridium difficile (einschließlich Toxin A und B), bei Reiseanamnese auch Entamoeba histolytica
- Stuhlparameter: Laktoferrin, Calprotectin, Lysozym, PMN-Elastase, okkultes Blut

3.8. Klinische und Labordiagnostik zur Erfassung der Krankheitsaktivität

Hierfür haben sich in den letzten Jahren praxisrelevante Indexsysteme etabliert. Beim MC hat sich der Pädiatrische MC-Aktivitäts-Index (Pediatric Crohn's Disease Activity Index, PCDAI) als valides System zur Erfassung der Krankheitsaktivität bei MC bewährt [14]. Nach einem Punktesystem skaliert werden erfasst:

1. Anamnese: Bauchschmerz, Anzahl konsistenzgeminderter (flüssiger) Stühle, Allgemeinzustand bzw. subjektives Befinden

2. Klinische Untersuchung: Abdominelle Palpation, Beurteilung der Perianalregion, extraintestinale Manifestationen, Körperlänge und -gewicht

3. Laboruntersuchungen: Hämatokrit, Albuminkonzentration im Serum, Blutkörperchensenkungsgeschwindigkeit.

Auf einer Skala von 0 bis 100 Punkten (höchster Aktivitätsgrad) kann mit hinreichender Aussagekraft der aktuelle Aktivitätsgrad des MC beurteilt werden, wobei die Genauigkeit mit dem Aktivitätsgrad zunimmt.

Bei der CU stehen subjektive Beschwerden und klinischer Befund bei der Aktivitätsbeurteilung stärker im Vordergrund, da bei niedriger bis mittlerer Krankheitsaktivität die klassischen Laborparameter häufig kaum alteriert sind. Vielversprechend zur Verlaufsbeurteilung einer Kolitis sind die neuen fäkalen Entzündungsparameter wie Calprotectin und Lactoferrin, deren genauer Stellenwert aber noch erarbeitet werden muss.

Einen recht guten Eindruck von der Krankheitsaktivität, unabhängig von Laborbefunden vermittelt ein systematisches Beschwerdeprotokoll, welches die Familie mit wöchentlichen Einträgen im häuslichen Umfeld führt und zur Konsultation jeweils mitbringt. Entsprechende Protokollblätter sind in einem "CED-Pass für Kinder und Jugendliche" erhalten, der jedem neu diagnostizierten Patienten ausgestellt werden sollte (☞ Abb. 3.3). Im Protokoll werden verschiedene Symptom-Items semiquantitativ mit Punkten bewertet; die Familien werden instruiert, bei Überschreiten einer gewissen Punktesumme bzw. raschem Anstieg der Punktzahl kurzfristig Kontakt zum Behandler aufzunehmen. Zudem enthält das Heft Angaben über die Diagnose, Krankheitslokalisation, Datum und Befund wesentlicher Untersuchungen sowie Kontaktdaten der Behandler.

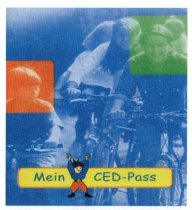

Abb. 3.3: CED-Pass für Kinder und Jugendliche (kostenlos zu beziehen über FALK-Foundation).

3.9. Bildgebende Diagnostik

■ Sonographie

Die transabdominelle Ultraschalldiagnostik mit modernen Geräten liefert bei Kindern (dünnere Bauchdecken) exzellente Bilder von entzündlich veränderten Darmabschnitten und begleitenden Befunden der Darmumgebung (Nachbarorgane, Peritoneum, Lymphknoten). Zudem kann sie Hinweise auf andere Erkrankungen geben, die differentialdiagnostisch oder als Komplikation (Fisteln) in Frage kommen (Chole-/Urolithiasis, He-patopathien, Pankreaserkrankungen). Sie ist obligater Bestandteil der Initialdiagnostik beim Verdacht auf CED im Kindesalter. Leitbefund ist die ödem- und infiltrationsbedingte Verdickung der Darmwand über einen Grenzwert von 3 mm hinaus; weitere Kriterien sind Veränderungen der typischen, fünf- bis siebenfachen Darmwandschichtung und der Darmkontur (z.B. Fehlen der Haustrierung bei länger bestehender CU), konstante Einengung oder stauungsbedingte Dilatation des Darmlumens und dopplersonographisch fassbare Veränderungen der Darmperfusion (☞ Abb. 3.4).

Differenzierende Ultraschallkriterien zeigt Tab. 3.1.

	Morbus Crohn	Colitis ulcerosa
Darmwandverdickung (über Grenzwert 3 mm)	deutlich (bis > 10 mm)	leicht bis mäßig (≤ 6 mm)
Darmwandschichtung	unregelmäßig verdickte Submukosa und Mukosa; bei sehr hoher Aktivität: aufgelöste Schichtung	laminar verdickte Mukosa, echoreiche Submukosa; bei sehr hoher Aktivität: aufgelöste Schichtung
Darmkontur	gewellt, „gyriform", Colon haustriert	wenig konturiert, Haustrenverlust
Mehrperfusion laut Dopplersonographie	bei hoher Aktivität meist gut nachweisbar	weniger deutlich
Befundlokalisation	segmental, auch Dünndarm	Colon einschl. Rektum
Lymphadenopathie, paraintestinal und/oder mesenterial	oft deutlich	gelegentlich, mäßig
echoreiche Umgebungsreaktion	oft deutlich	gelegentlich, nur mäßig
Darmdilatation vor stenotischem Segment	gegebenenfalls gut sichtbar	nein

Tab. 3.1: Ultraschallkriterien bei CED.

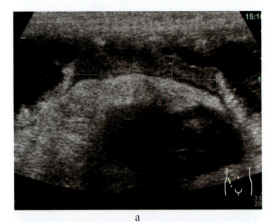

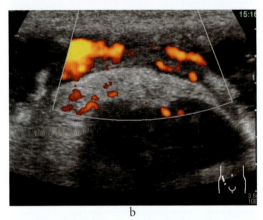

Abb. 3.4: 7-jähriger Junge mit MC: Im Sonogramm 2,7 cm lange Wandverdickung im terminalen Ileum (a) mit deutlicher Hyperperfusion im Farbdoppler (b) und Subileus durch Stenosierung des Darmlumens (Bilder zur Verfügung gestellt von Dr. H. Kivelitz, Potsdam).

Der sonographische Darmwandaspekt ist aber letztlich nicht spezifisch (insbesondere in der Abgrenzung gegen Infektionen oder Vaskulitiden, z.B. die Darmbeteiligung bei M. Schönlein-Henoch), der Ultraschall kann daher die weitere Diagnosesicherung mittels Endoskopie und Histologie nicht ersetzen. In der Weiterbetreuung bei bekannter CED wird die Sonographie bei Verdacht auf Darmstenosen, Fisteln oder Abszesse eingesetzt. Dies gilt auch für vermutete Begleiterkrankungen wie Urolithiasis, Cholangitis oder Pankreatitis. Auch zur Messung der Entzündungsaktivität im Krankheitsverlauf können Ultraschallkriterien dienen. Die Nutzung dieses Ansatzes ist aber bisher uneinheitlich, da der klinische Stellenwert im Vergleich zu anderen Methoden der Verlaufskontrolle noch nicht klar etabliert ist.

▶ Sonographische Kriterien hoher Entzündungsaktivität bei CED

- Besonders ausgeprägte Darmwandverdickung
- Verwaschene bis aufgelöste Wandschichtung, niedrige Echogenität
- Farbdoppler: vermehrte Flusssignale in der Darmwand
- Pulsdoppler (zuführende Arterien): erhöhte Flussgeschwindigkeit erniedrigter Flusswiderstand erhöhte Flussvolumina
- Umgebung: besonders ausgeprägte Omentumreaktion und Lymphadenopathie
- "Sonopalpation": deutlicher Schmerz bei gezieltem Druck auf verändertes Darmsegment

Röntgendiagnostik

Die Doppelkontrastdarstellung nach Sellink war bis vor wenigen Jahren das Standardverfahren zur Darstellung einer Dünndarmbeteiligung. Sie ist in letzter Zeit obsolet und von den meisten Kindergastroenterologen zugunsten der Magnetresonanztomographie (MRT) verlassen worden. Allenfalls bei Komplikationen (Stenose, Striktur, Fistel) können konventionelle Röntgenuntersuchungen (☞ Abb. 3.5) noch vereinzelt erforderlich sein; beim Verdacht auf eine Darmperforation bewährt sich die Computertomographie als rasch durchführbare Notfalluntersuchung.

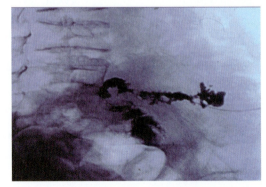

Abb. 3.5: Röntgenologisch dargestellte Enterokutanfistel bei einem 11-jährigen Mädchen mit MC.

Magnetresonanz-Enteroklysma

Zur initialen Befundaufnahme bzw. zum "Staging" bei Problemen im Krankheitsverlauf eines MC gehört die Beurteilung des Dünndarmes, der distal des Duodenums bzw. proximal des (prä-)terminalen Ileums für die konventionelle Endoskopie nicht erreichbar ist. Die Gadolinium-verstärkte MRT ist bei Kindern zur Standarduntersuchung für diese Fragestellung geworden. Die MRT kann wie die hochauflösende Sonographie Verdickungen und Hyperperfusion der Darmwände, Einengungen oder stenosebedingte Erweiterungen des Lumens, paraintestinale Entzündungsherde und Fisteln sowie reaktiv-entzündliche Veränderungen der Umgebung darstellen. Vorteile gegenüber der Sonographie sind die vollständigere Darstellung des Magen-Darmtrakts (fehlende "Verdeckung" einzelner Abschnitte durch Darmgas), der bessere Einblick in das kleine Becken einschließlich der perianalen Weichteile (deren Mitdarstellung immer explizit mit angefordert werden sollte!), geringere Untersucherabhängigkeit und vollständigere spätere Nachbeurteilungsmöglichkeit der Befunde.

Endoskopie

Die endoskopische Beurteilung der Schleimhaut des Gastrointestinaltrakts, immer verbunden mit multiplen Stufenbiopsien und deren histologischer Aufarbeitung, gilt nach wie vor als Goldstandard und conditio sine qua non zur Sicherung der Diagnose einer CED. Endoskopische Untersuchungen des oberen und unteren Magen-Darm-Trakts sind heute grundsätzlich in jedem Lebensalter möglich. Je jünger ein CED-Patient ist, desto wichtiger ist allerdings ein kindgerechtes Vorgehen in allen Schritten der Untersuchung:

- adäquate Aufklärung der Eltern und – in altersangemessener Weise – auch des Patienten
- Darmreinigung mit Macrogol-basierten Spüllösungen.
- Analgosedierung mit Propofol oder Midazolam/Fentanyl unter simultaner Kardiorespirographie
- Angemessenes und auf das jeweilige Lebensalter abgestimmtes Equipment. Sowohl Gastroskope als auch Koloskope sind für die Anwendung bei Kindern inzwischen verfügbar. Solche Geräte sollten bei Säuglingen und Kindern bis zum Grundschulalter zur Vermeidung von Verletzungen unbedingt zum Einsatz kommen, während ältere Schulkinder in der Regel auch mit Standardendoskopen untersucht werden können. Als Kompromiss können beim Fehlen eines pädiatrischen Koloskops Standard-Gastroskope für die Koloskopie kleinerer Kinder eingesetzt werden
- Erfahrung/Ausbildung des endoskopierenden Arztes. Die anatomischen Dimensionen, das "Gefühl" des Gewebswiderstandes und der Vulnerabilität, aber auch das Spektrum der makroskopischen Befunde sind im Kindesalter deutlich anders als bei Erwachsenen. Endoskopien bei Kindern – vor allem in den ersten Lebensjahren – sollten daher obligat von Ärzten durchgeführt werden, die mit den Besonderheiten des Kindesalters vertraut sind. Optimal ist dies der zertifizierte Kinder-Gastroenterologe. Aufgrund der meist größeren Routine auf internistischer Seite ist aber bei schwirigen Endoskopien eine enge Zusammenarbeit bzw. eine Untersuchung zusammen mit einem internistischen Endoskopiker notwendig, die Option zum Hinzurufen eines solchen Kollegen sollte immer gegeben sein

Bei Verdacht auf CED sollte in einer Sitzung der obere und untere Gastrointestinaltrakt simultan endoskopiert werden; selbst wenn die klinische Symptomatik nicht notwendig auf eine Beteiligung des oberen Magen-Darm-Trakts hinweist. Begleitbefunde an Oesophagus, Magen oder Duodenum sind bei MC im Kindesalter häufig.

Die Intubation des terminalen Ileums (einschl. Biopsie) ist natürlich auch bei Kindern notwendig. Bei bis zu 9 % der Kinder/Jugendlichen mit MC wird eine isolierte Crohn-Ileitis bei makroskopisch normalem Dickdarm gefunden. Die Nichtbeurteilung des terminalen Ileums aus technischen Gründen ("nicht erreichbar") sollte nicht hingenommen und notfalls ein geübterer Endoskopiker (s.o.) hinzugezogen werden. Sog. endoskopische "Routinekontrollen" in der Langzeitbetreuung sind Kindern/Jugendlichen nicht zumutbar und sollten daher nicht durchgeführt werden.

Wesentliche endoskopische Unterscheidungskriterien von MC versus CU sind in Tab. 3.2 dargestellt.

	Morbus Crohn	Colitis ulcerosa	Colitis indeterminata
Oberer GI-Trakt	• aphthöse oder fissurale, fokale Ösophagitis, Gastritis oder Duodenitis • ausgeprägte lymphfollikuläre Hyperplasie • Stenosen (selten)	• unspezifische, eher diffuse Gastritis, seltener Ösophagitis	• fokale Ösophagitis, Gastritis oder Duodenitis
terminales Ileum	• lineare ("Schneckenspur-") Ulzera • Pflastersteinrelief • Stenosen • Ulzera und Stenose der Ileozoekalklappe	• typischerweise unauffällig • evtl. diffuses Erythem/granuläre Mukosa ("*backwash ileitis*")	• evtl. mäßige Ileitis, nicht typisch für *backwash ileitis* (z.B. fokal)
Colon	• fokal-/segmentale Entzündung • Aphthen • lineare ("Schneckenspur-") Ulzera • Pflastersteinrelief • Stenosen • derbe Wand • Fisteln	• kontinuierliche diffuse Entzündung • "sandpapierartiger" Aspekt, mukopurulentes Exsudat • Erythem, oberflächliche Erosionen, Blutung • Haustrierungsverlust • aufgehobene Gefäßzeichnung • Verletzbarkeit (Blutung bei Gerätekontakt)	• Aspekt meist wie Colitis ulcerosa
(Peri-) Analer Befund	• evtl. (tiefe) Fissuren • evtl. ausgeprägte Marisken • evtl. Fistelöffnungen	• allenfalls kleine Fissuren oder Marisken (< 5 mm) • typischerweise unauffällig	• evtl. wie bei MC

Tab. 3.2: Endoskopisch-makroskopische Befunde bei pädiatrischer CED.

3.10. Histologie

Wie bei Erwachsenen sollten bei jeder Endoskopie wegen CED-Verdachts vergleichsweise großzügig Biopsien aus makroskopisch auffälligen und auch "normal" erscheinenden Schleimhautarealen entnommen werden. Letzteres ist wichtig, um auch histologisch die für den MC typische abschnittsweise statt kontinuierliche Verteilung von Läsionen dokumentieren zu können. Qualität und Quantität histologischer Befunde bei Kindern mit CED sind mit jenen bei Erwachsenen nicht vollständig deckungsgleich. Als typisch für Kinder/Jugendliche mit CED gilt:

■ Unterer Magen-Darm-Trakt

- Bei Kindern sind fleckförmige, d.h. diskontinuierliche Entzündungen der Kolonmukosa und eine relative Aussparung des Rektums nicht nur beim MC, sondern auch bei einer primären, d.h. Frühform einer (unbehandelten) CU häufiger zu finden
- Histologische Zeichen der Chronizität finden sich kaum, jedenfalls viel seltener als bei Erwachsenen
- Bei Kindern mit CU werden im Alter unter 10 Jahren signifikant weniger Plasmazellinfiltrationen der Lamina propria, Kryptitiden, Kryptenabszesse und Epithelläsionen gefunden als bei Erwachsenen, was die histologische Diagnosesicherung erschwert

■ Oberer Magen-Darm-Trakt

- Bei bis zu 40 % der Kinder mit MC sind epitheloidzellige Granulome (für den MC nahezu pathognomonisch) im oberen Magen-Darm-Trakt nachweisbar, bei 11 bis 29 % sogar ausschließlich dort. Dies begründet die aktuelle Empfehlung, bei der endoskopischen Erstdiagnostik die obere Intestinoskopie obligat mit durchzuführen

- Unspezifische Entzündungen im oberen Magen-Darm-Trakt sind bei Kindern mit CED dagegen generell häufig nachweisbar, auch bei CU; so werden fokale Gastritiden, die von normaler Mukosa abgegrenzt sind, bei über 50 % der Kinder mit MC und bei bis zu 20 % mit CU gesehen. Solche Befunde ohne Granulomnachweis sollten daher gerade bei Kindern nicht überbewertet werde.

3.11. Neue Endoskopieverfahren

Es versteht sich von selbst, dass sowohl die Kapselendoskopie als auch die Doppelballon-Endoskopie ("Push-and-Pull-Endoskopie") bei Kindern besondere Erfahrung und eine sicher noch konsequentere und strengere Indikationsstellung als bei Erwachsenen erfordert. Die Anforderungen an das Equipment (Miniaturisierung) sind sicher höher und die "Vorsichtsmaßnahmen", z.B. Einsatz eines Dummys sollten umfangreicher sein. Alle anderen Kriterien, die den Einsatz dieser Techniken begründen oder ausschließen, gelten grundsätzlich auch für Kinder.

3.12. Therapie

Therapieziele und -prinzipien. Grundlegendes und meist auch erreichbares Therapieziel ist die weitgehende Wiederherstellung der normalen Lebensqualität eines Kindes oder Jugendlichen mit CED und seine Teilnahme an alterstypischen sozialen und sonstigen Aktivitäten (Spiel, Schule, Berufswahl und -ausbildung, Freundschaften, Partnersuche). Hierfür erforderlich ist die Beherrschung oder zumindest Zurückdrängung der Symptome, die Sicherstellung eines normalen Längenwachstums, einer regelrechten Pubertätsentwicklung und die Vermeidung krankheitstypischer Langzeitfolgen durch

- Reduktion der Entzündung und möglichst langfristigen Erhalt eines entzündungsfreien Intervalls (Remission)

- Korrektur allgemeiner (Makronutrients) und spezieller (Mikronutrients) Ernährungsdefizite

- rasche interventionelle Korrektur bestehender oder im Verlauf aufgetretener dramatischer Läsionen: Strikturen, Fisteln, Abszesse

bei gleichzeitiger Vermeidung oder zumindest Minimierung unerwünschter Wirkungen der Therapie. Dagegen kann mit den derzeitigen therapeutischen Optionen keine "Heilung" einer CED erreicht werden – dies muss den betroffenen Kindern/Jugendlichen aber auch ihren Eltern/Familien in geeigneter Form erläutert und gegebenenfalls wiederholt in Erinnerung gerufen werden.

Zur Erreichung der Therapieziele werden praktisch immer pharmakologische und ernährungsmedizinische, ggf. auch chirurgische und endoskopisch-interventionelle Behandlungsmethoden eingesetzt und kombiniert, individuell angepasst an die jeweiligen Bedingungen bei jedem konkreten Patienten. Insbesondere die Pharmakotherapie soll individualisiert gestaltet werden, was ein hohes Maß an Flexibilität, Produktkenntnis der unterschiedlichen systemisch oder topisch einsetzbaren Präparate und Erfahrung des behandelnden Arztes erfordert.

Folgende Prämissen für eine erfolgreiche Therapie gilt es zu beachten:

- Die möglichst altersgerechte somatische Entwicklung (Körperlänge, -gewicht, Pubertätsentwicklung) sollte als unmittelbarer Gradmesser für den Therapieerfolg aufgefasst werden; eine individuell optimierte pharmakologische und ernährungsmedizinische Intervention ist am ehesten zur Abwendung von Wachstumsstörungen geeignet

- Die Kontrolle gastrointestinaler Symptome ist zwar wichtig für die kurzfristig erfahrene, individuelle Lebensqualität; eine "gute" Symptomkontrolle mittels Langzeitanwendung von Kortikosteroiden führt aber langfristig zu ernsthaften Folgeproblemen (v.a. hinsichtlich Wachstum und Knochenstoffwechsel) und ist daher ausdrücklich nicht als erfolgreiche CED-Therapie zu werten.

- Chronisch kranke Kinder haben prospektiv ein längere Lebenszeit mit ihrer Krankheit und deren Therapie vor sich als ein erkrankter Erwachsener. Behandlungsverfahren mit ungesicherten Langzeitrisiken, insbesondere mit mutagenem oder teratogenem Potential, sind daher noch kritischer zu bewerten als bei Erwachsenen
- Wie bei vielen chronischen Krankheiten ist bei allen Interventionen ("schul-" wie "alternativ"-medizinischen!) mit einem erheblichen Placebo-Effekt zu rechnen, was die Beurteilung von Therapien nicht nur in Studien, sondern auch im klinischen Alltag und im Gespräch mit Betroffenen erschwert
- Durch jugendliche CED-Patienten oder Eltern CED-kranker Kinder beschaffte und unkritisch interpretierte Informationen und "Behandlungsoptionen" aus dem Internet etc. könnten die Compliance erheblich gefährden. Dies sollte in der Langzeitbetreuung bedacht und offen angesprochen werden

Die Therapie der unterschiedlichen CED entspricht sich in weiten Bereichen, jedoch mit wesentlichen Unterschieden im Detail. Sie muss sich allerdings nach der Intensität, der Ausdehnung und den bisherigen Auswirkungen der jeweiligen Krankheit richten.

Die grundsätzlich für die CED-Therapie zur Verfügung stehenden Wirkstoffgruppen sind

- nichtsteroidale antientzündliche Substanzen: 5-ASA-Präparate zur systemischen und topischen Anwendung
- Kortikosteroide: konventionelle und neuere (Budesonid) Wirkstoffe zur systemischen und topischen Anwendung
- Immunmodulatoren: Azathioprin/6-Mercaptopurin, Methotrexat
- Immunsuppressiva: Ciclosporin A, Tacrolimus und andere
- "Biologicals": Infliximab als bisher einziger für Kinder zugelassener Wirkstoff
- Antibiotika: Metronidazol, Ciprofloxazin
- Weitere: Probiotika wie E. coli Nissle, Analgetika (Metamizol), Spasmolytika, Peristaltikhemmer (Loperamid) u.v.a.

Nur für einen kleinen Teil dieser Therapeutika existieren befriedigende pädiatrische Therapiestudien, und oft fehlt die Zulassung der Präparate für diese Altersgruppe. Die Therapie entspricht damit formell häufig einem Heilversuch, mit entsprechend hoher Verantwortung und Aufklärungspflicht auf Seiten des behandelnden Arztes. Eine orientierende Synopse der bei Kindern und Jugendlichen mit CED üblichen Therapieansätze in Abhängigkeit von Schweregrad, Ausdehnung und Stadium ist in Tab. 3.3 aufgelistet.

■ 5-ASA-Präparate (Mesalazin, Olsalazin, als Variante Sulfasalazin)

- Aktive CED: 5-ASA werden zur Primärbehandlung bei gering bis mäßig aktiver CED eingesetzt. Zur Dosierung und Effektivität bei Kindern liegen kaum Studiendaten vor, so dass die Anwendungsempfehlungen Erfahrungswerte bzw. Ableitungen aus Studien an Erwachsenen darstellen. Demnach muss vor allem bei MC relativ hoch dosiert werden, um eine signifikante Remissionsrate zu erreichen (in Studien z.B. 40 % bei einer Placeborate von knapp 20 %). Die Gabe von 5-ASA zusätzlich zu einer Kortikosteroidbehandlung ist ohne Evidenzgrundlage, wird in der Hoffnung auf einen additiven Effekt aber trotzdem häufig durchgeführt
- Remissionserhaltung: Ein Effekt bei einmal abendlicher Applikation gilt bei CU als gesichert. Eine längerfristige 5-ASA-Behandlung ist auch bei Kindern mit CU fest etabliert. Bei MC tritt die Langzeitapplikation von 5-ASA zunehmend in den Hintergrund

■ Konventionelle Kortikosteroide

- Aktive CED: Die Indikationen zur Anwendung konventioneller Kortikosteroide (üblicherweise Prednison, Prednisolon oder Methylprednisolon) entsprechen denen bei erwachsenen Patienten. Durch orale oder – bei besonders schwerer Erkrankung – intravenöse Applikation wird eine klinische Remission am schnellsten erreicht (binnen Tagen), obwohl eine Abheilung der Mukosa ("*mucosal healing*") eher nicht eintritt. Etabliert ist eine pädiatrische Dosierung von 1 bis 2 mg/kg/d Prednison/Prednisolon, in jedem Fall maximal 60 mg/d
- Remissionserhaltung: Die Langzeitanwendung von Kortikosteroiden ist bei Kindern inakzeptabel. Die mit längerfristiger, täglicher Anwendung assoziierte nachhaltige Störung des Längenwachstums, der Knochenmineralisation und

3.12. Therapie

	Aktive Erkrankung	Remissionserhaltung
MC des Dünndarms		
Geringgradige Ausprägung	5-ASA (oral, 50 bis evtl. 100 mg/kg/d, max. 4 g/d)	5-ASA (Einsatz weit verbreitet, Effektivität nicht überzeugend gesichert)
Gering/moderat	Budesonid (oral, 9 mg/d bei Ileum- und/oder Rechtskolon-Beteiligung)	
Moderat/schwer	Kortikosteroide (oral, 1-2 mg/kg/d, max. 60 mg/d Prednison/Prednisolon)	Azathioprin (oral, 2-2,5 mg/kg/d), alternativ: 6-MP, Methotrexat
Therapierefraktär/extensiv	Infliximab	Infliximab
MC des Kolons		
Gering/moderat	5-ASA (oral wie oben, oder/und rektal), ggf. Sulfasalazin (50- max. 75 mg/kg/d); Metronidazol (oral, 10-20 mg/kg/d, max. 1 g/d) oder Ciprofloxacin (20 mg/kg/d)	5-ASA oder Sulfasalazin oral (Einsatz weit verbreitet, Effektivität nicht überzeugend gesichert)
Moderat/schwer	Kortikosteroide (oral, 1-2 mg/kg/d, max. 60 mg/d Prednison/Prednisolon)	Azathioprin (oral, 2- 2,5 mg/kg/d), alternativ: 6-MP, Methotrexat
Therapierefraktär/extensiv	Infliximab	Infliximab
Perianale MC-Läsionen/Fisteln		
	Metronidazol (oral, 10-20 mg/kg/d, max. 1 g/d) oder Ciprofloxacin (20 mg/kg/d), Azathioprin, MTX, Infliximab	Metronidazol (oral, 10-20 mg/kg/d, max. 1 g/d) oder Ciprofloxacin (20 mg/kg/d), Azathioprin, MTX, Infliximab
CU		
Geringgradige Ausprägung	Sulfasalazin, 5-ASA (oral wie oben oder/und rektal)	5-ASA oder Sulfasalazin oral (deutlich besser gesichert als für MC)
Gering/moderat	Kortikosteroide (oral, 1-2 mg/kg/d, max. 60 mg Prednison/Prednisolon; topisch als Rektalschaum oder Klysma)	Azathioprin (oral, 2-2,5 mg/kg/d), alternativ: 6-MP, Methotrexat
schwer	Ciclosporin A (2-4-5 mg/kg/d als Dauerinfusion) oder Tacrolimus; parenterale Ernährung; Infliximab	Infliximab

Tab. 3.3: Medikamente und ihre Einsatzkriterien bei CED im Kindes- und Jugendalter.

endokriner Regelkreise sind zu risikoreich. Die gelegentlich noch durchgeführte alternierende, niedrig dosierte Kortikosteroid-Anwendung ist nicht evidenzbasiert und sollte durch alternative Therapieansätze ersetzt werden

■ Budesonid

- Aktive CED: Aufgrund der "*controlled ileal release*"-Galenik der oralen Zubereitungen dieses topisch wirksamen Kortikosteroids liegt deren Indikation vor allem in der Therapie des ileozökalen und rechtskolischen Befalls bei MC. Über gute Erfahrungen mit der oralen Therapie auch bei CU wird jüngst vermehrt berichtet. Für die topische Behandlung der distalen Kolitis stehen Budesonid-Klysmen und Schäume zur Verfügung. Typische Kortikosteroidnebenwirkungen entstehen unter Budesonid weitaus weniger als unter konventioneller Steroidtherapie, bei je nach Patientenkollektiv ähnlicher bis etwas niedrigerer Ansprechrate. Behandelt wird meist über 2-3 Monate, die Dosis liegt altersunabhängig bei anfangs 9 mg/d und wird im Verlauf reduziert

- Remissionserhaltung: Ein signifikant über der Placeborate liegender Effekt einer Dauerbehandlung (z.B. über ein Jahr) mit Budesonid auf die Rezidivrate wurde bisher nicht sicher nachgewiesen. Da andererseits typische Steroidnebenwirkungen bei Langzeitanwendung von Budesonid möglich sind, soll auch dieser Wirkstoff nicht zur Remissionserhaltung eingesetzt werden

■ Azathioprin

Die Immunmodulation mit Azathioprin (Aza) oder dessen Metabolit 6-Mercaptopurin (6-MP) bei Kindern und Jugendlichen mit CED hat in den letzten Jahren rasche Verbreitung erfahren. Das Sicherheitsprofil ist insgesamt günstig, v.a. im Vergleich zur längerfristigen Kortikosteroidanwendung. Das Risiko für eine ausgeprägte Leukopenie als gelegentlich schwerwiegende unerwünschte Wirkung kann durch Messung der Thiopurin-Methyltransferase (TPMT)-Aktivität vor Therapiebeginn eingegrenzt, allerdings nicht vorhergesagt werden. Die Compliance mit Aza/6-MP ist wegen fehlender sichtbarer Nebenwirkungen meist gut; die Substanz führt – im Gegensatz zu Kortikosteroiden – zur Mukosaheilung. Aza/6-MP spielt wegen des um Wochen nach Applikationsbeginn verzögerten Wirkungseintritts keine Rolle in der Akuttherapie, sondern stellt eine wesentliche Säule in der Remissionserhaltung bzw. Langzeittherapie dar. Die Indikation zur Initialtherapie sollte eher großzügig gestellt werden. Die Behandlung wird über einige Tage stufenweise auf eine Zieldosis von 2,5 bis max. 3 mg/kgKG/d Aza bzw. 1,5 mg/kgKG/d 6-MP geführt. Sie sollte nach aktuellen Empfehlungen frühestens nach 3 bis 4 Jahren steroidfreier Remission abgesetzt werden, nicht jedoch in der Präpubertät bzw. Pubertät – da gerade in dieser vulnerablen Phase der somatischen Entwicklung ein Rezidiv (dann meist mit Notwendigkeit einer Kortikosteroidtherapie) möglichst vermieden werden sollte.

■ Methotrexat

Methotrexat (MTX) kann ähnlich wie Aza/6-MP zur Immunmodulation eingesetzt werden. Zwischen den Substanzen bestehen Ähnlichkeiten, z.B. der um Wochen gegen den Applikationsbeginn versetzte Wirkungseintritt und das im Vergleich zu Kortikosteroiden relativ günstige kurz- und mittelfristige Nebenwirkungsprofil. Nachteile sind die erforderliche parenterale Applikation (1 x/Woche subkutan; orale Präparate stehen zwar zur Verfügung, sind für diese Indikation aber nicht hinreichend untersucht), nicht ganz seltene gastrointestinale Unverträglichkeitsreaktionen sowie eine teratogene und langfristig fraglich auch mutagene Potenz. MTX wird mit gutem Erfolg eingesetzt, wenn Patienten eine langfristige Immunmodulation benötigen und weder Aza noch 6-MP vertragen bzw. nicht ausreichend auf diese Substanzen ansprechen.

■ Infliximab

Infliximab ist ein chimärer (Mensch/Maus) monoklonaler IgG1-Antikörper gegen TNFα. Er kann Entzündungsprozesse, die von diesem Zytokin getriggert werden wirksam und sehr rasch unterbinden. Infliximab wird bereits seit einigen Jahren im Rahmen von Studien und individuellen Heilversuchen bei problematischer CED auch im Kindes- und Jugendalter eingesetzt. 2007 wurde es in Deutschland auch formell für die Behandlung des schweren, aktiven, anders nicht behandelbaren MC ab einem Patientenalter von 6 Jahren zugelassen. Dosis und Applikation gleichen denen bei Erwachsenen. Gleichwohl sollte die Behandlung mit Infliximab zertifizierten Kindergastroenterologen mit Zugriff auf eine Kinderintensiveinheit vorbehalten sein.

Bei moderatem bis schwerem MC können durch eine Induktionstherapie mit drei Infliximab-Infusionen von je 5 mg/kgKG über 3 Stunden, verteilt über 6 Wochen, in über 80 % eine Remission bzw. ein Verschluss von Fisteln erzielt werden. Die Ansprechrate bei diesem Therapieverfahren liegt damit höher als bei Erwachsenen (☞ Abb. 3.6). Durch wiederholte Infusionen alle 8 Wochen kann dieser Effekt auch über längere Zeit aufrecht erhalten werden. Im Rahmen eines individuellen Heilversuchs kann Infliximab auch bei schweren CU-Verläufen zur Anwendung kommen.

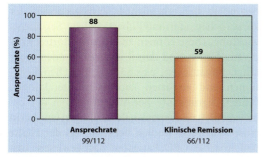

Abb. 3.6: Ansprech- und Remissionsrate von Kindern mit schwerem MC auf eine Therapie mit Infliximab nach 10 Wochen (Reach-Studie).

In der Aufklärung der Eltern und Patienten muss das in den letzten Jahren im Zusammenhang mit einer Infliximab- oder/und Azathioprin-Therapie kritisch diskutierte Risiko der Entstehung von T-Zell-Lymphomen offen angesprochen werden.

■ Antibiotika

Fisteln (interenterisch oder in Nachbarorgane, z.B. Harnblase) stellen eine nicht seltene, schwer behandelbare Komplikation des MC dar. Zusätzlich zur bei dieser Indikation oft erfolgreichen Therapie mit Infliximab stellen Antibiotika eine nach wie vor häufig angewandte Therapieoption dar. Sie beruht mehr auf kasuistischer Erfahrung als auf publizierter Evidenz. Traditionell eingesetzt wird Metronidazol, in jüngerer Zeit vermehrt Ciprofloxacin. Das Keimspektrum (Antibiogramm!) des Fistelsekretes kann ggf. zur Therapieanpassung genutzt werden.

■ Probiotika

Die Vorstellung, dass die Interaktion des Immunsystems mit der Darmflora pathogenetisch bedeutsam für die CED-Entwicklung ist, hat zu vielfältigen Versuchen geführt, über eine Veränderung dieser Flora den Krankheitsverlauf zu beeinflussen. Einigermaßen gesichert ist die Effektivität von E. coli Nissle (Mutaflor©) und VSL#3© in der Remissionserhaltung der CU; der Effekt entspricht größenordnungsmäßig etwa dem des Mesalazin. Zur Effektivität anderer Probiotika sowie generell zur Probiotikabehandlung bei MC liegen nur sehr wenige Studien vor, teilweise mit negativen Resultaten. Nicht ausreichend validiert und bei Kindern in Deutschland noch nicht eingesetzt ist die in Laienkreisen beachtete, von einer Gruppe in den USA als hocheffektiv und völlig nebenwirkungsfrei beschriebene Behandlung von CED mit lebenden Eiern des Schweinebandwurms Trichuris suis.

■ Ernährungstherapie

Eine Remissionsinduktion beim MC allein durch eine Ernährungstherapie mit Sondenkost, ohne jegliche Medikation ist bei Kindern möglich. Der Wirkmechanismus dieses Therapieverfahrens ist nicht genau bekannt. Als hypothetische Mechanismen werden u.a. diskutiert:

- Stabilisierung bzw. Wiederherstellung eines gestörten Gleichgewichts zwischen Makroorganismus und der intestinalen Mikroflora
- Reduzierung des transmukosalen Transports von Nahrungsantigenen
- Verminderung der Synthese inflammatorischer Zytokine in der Darmmukosa durch Reduktion von Nahrungsfetten
- Verminderung der Verluste bzw. Ersatz bereits verloren gegangener essentieller Mikronutrients

Die Ernährungstherapie bei CED findet in der Kindergastroenterologie zunehmende Akzeptanz, wenngleich Methoden und Konzepte noch nicht harmonisiert sind. Eine aktuelle randomisierte Studie zum Vergleich einer zusätzlich zu konventionellen Nahrungsmitteln gegebenen (partiellen = PEN) mit einer ausschließlichen (totalen) enteralen Ernährung (TEN) von Kindern mit aktivem MC konnte zeigen, dass eine sechswöchige ernährungsmedizinische Intervention in jedem Fall hilfreich hinsichtlich des Ernährungszustandes ist. Allerdings war die Remissionsrate nach 6 Wochen nur unter TEN mit 42 % signifikant besser als die anzunehmende Placeborate. Darüber hinaus fanden sich unter TEN signifikante Zeichen einer antiinflammatorischen Wirkung: Reduktion des Durchfalls, Anstieg von Hämoglobin und Albumin, Abfall von Thrombozyten und Blutsenkungsgeschwindigkeit.

Andere Autoren fanden unter TEN sogar Remissionsraten des Dünndarm- bzw. ileokolischen MC bei Kindern und Jugendlichen wie unter einer konventionellen Kortikosteroidtherapie, während der Effekt bei alleinigem Kolonbefall deutlich schlechter ist. Die TEN muss als ernsthafte, nahezu nebenwirkungsfreie und im Gegensatz zu Steroiden für Ernährungszustand und Bewegungsapparat positive Therapieoption für den MC mit Dünndarmbeteiligung angesehen werden. Dabei kommen meist polymere Flüssignahrungen zum Einsatz, da eine Überlegenheit der teureren und geschmacklich problematischeren Oligopeptid- oder Aminosäuregemische nicht gezeigt werden konnte. Trotzdem ist die psychosoziale Belastung durch eine mehrwöchige ausschließliche Flüssigkosternährung so hoch, dass die Complianceprobleme erheblich sind und die wünschenswerte breite Anwendung dieses Therapieansatzes limitieren.

■ Chirurgische Therapie

Eine chirurgische oder auch endoskopisch-interventionelle Therapie wird bei Kindern und Jugendlichen mit CED nur ausnahmsweise erforderlich. Indikationen beim MC können eine medikamentös schwer beherrschbare, aber nur kurzstreckige und gut resezierbare Läsion, klinisch manifeste Darmstenosen, medikamentös nicht beherrschbare Fisteln und Abszesse sowie – als Notfall – Perforationen sein. Die Crohn-Chirurgie erfordert spezielle Erfahrung und sollte gerade bei Kindern unbedingt ausgewiesenen Zentren vorbehalten bleiben. Resektionen sollten so sparsam wie irgend möglich erfolgen, eine unkritisch-großzügige Operationsindikation muss unbedingt vermieden werden. Andererseits kann die gezielte Resektion entzündlicher Abschnitte insbesondere des Dünndarmes in Einzelfällen zu dramatischen, zuvor unter Pharmakotherapie nicht erreichbaren klinischen Verbesserungen (Wachstumsschub nach Resektion) und langfristiger Remission führen.

Bei der CU kann in seltenen Fällen notfallmäßig eine OP erforderlich werden, wenn sich die Krankheit fulminant im Sinne eines "toxischen Megakolon" präsentiert und die oben geschilderte Therapie mit Kortikosteroiden und Immunsuppression (Cyclosporin oder Tacrolimus), immunmodulatorischer Behandlung (Infliximab) sowie vollparenteraler Ernährung versagt. Die sehr viel häufigere Indikation zur OP (Kolektomie mit Pouchanlage) ist die schwer beherrschbare chronisch-aktive CU und letztlich die Prophylaxe einer malignen Entartung, deren Risiko ab der zweiten Krankheitsdekade ansteigt.

■ Psychologische Betreuung

Eine klinisch-psychologische und/oder sozialpädiatrische Mitbetreuung von CED-Patienten und ihren Angehörigen ist in vielen Fällen sinnvoll, insbesondere bei erheblichen Verzögerungen der körperlichen oder/und Pubertäts- bzw. Sexualentwicklung. Diese können zu einem gestörten Körperempfinden und damit zu gravierenden seelischen Belastungen, psychopathologischen Reaktionen und gestörten familiären Interaktionen führen. Signifikante Beeinträchtigungen der Lebensqualität und emotionale Störungen wurden in entsprechenden Studien bei mehr als der Hälfte pädiatrischer CED-Patienten nachgewiesen. Insbesondere im Pubertätsalter ist psychologische und therapeutische Hilfe zur Krankheitsakzeptanz und zur dynamischen Gestaltung der oft schwierigen Eltern-Kind-Beziehung häufig erforderlich. Umgekehrt entspricht es der – neuerdings durch einige Studien untermauerten– Erfahrung vieler Behandler, dass psychosoziale Spannungen ihrerseits nicht nur zu vermehrter Symptomwahrnehmung, sondern auch zur messbaren Zunahme der Krankheitsaktivität führen können. Dies rechtfertigt ggf. auch eine Beratung und psychotherapeutische Betreuung von CED-Patienten mit dem Ziel einer Reduktion von Stressfaktoren aus dem psychosozialen Bereich.

■ Fehler und "Fallstricke" in der CED-Therapie bei Kindern und Jugendlichen

Wie oben ausgeführt ruht die CED-Therapie bei Kindern in Abhängigkeit vom Manifestationsalter, von der Ausdehnung, der definitiven Diagnose (MC vs. CU) und der Aktivität der Krankheit auf vielen Säulen. Demzufolge ist ein unterschiedlich ausgeprägtes multimodales Therapiekonzept unter simultaner oder sukzessiver Nutzung mehrerer Behandlungsmethoden und -verfahren verständlich und sogar notwendig. Andererseits können sich gerade bei einem solchen Ansatz Fehler "einschleichen", die insbesondere folgende Problemkreise betreffen:

- Falsche bzw. unsicher gestellte Diagnose, die im Verlauf nicht hinterfragt wird
- Zufriedengeben mit klinischem Ansprechen, ohne eine Remission zu sichern
- Zu hoch dosierte oder/und zu lange durchgeführte Kortikosteroidtherapie

- Zu späte oder übermäßige Immunsuppression mit unzureichendem Monitoring
- Verkennung der Indikation eines chirurgischen Eingriffs
- Nichtbeachtung von Angst und Depressionen

Fazit

Chronisch entzündliche Darmerkrankungen (MC, CU, CI) stellen wegen ihrer zunehmenden Häufigkeit und der vielfältiger werdenden Therapiemöglichkeiten eine Herausforderung für den Kinder- und Jugendarzt dar. Ein hohes Maß an klinischer Aufmerksamkeit und eine rationale Initialdiagnostik muss sicherstellen, alle betroffenen Patienten früh zu diagnostizieren, selbst im Kleinkind- oder Säuglingsalter. Langes Leiden und schwere Entwicklungsverzögerungen sollten dadurch vermieden werden. Die Sicherung der Diagnose beinhaltet trotz großer Fortschritte in der nichtinvasiven Bildgebung (Sonographie, MRT) obligat eine komplette endoskopische und histologische Untersuchung des oberen und unteren Gastrointestinaltrakts einschließlich des terminalen Ileums. Diese sollte, ebenso wie die Steuerung einer individuell angepassten Therapie, von einem Kinder-Gastroenterologen (www.gpge.de) sichergestellt werden, zumal sich der Krankheitsverlauf sowie der Stellenwert einzelner Therapieoptionen (z.B. der systemischen Steroide oder der enteralen Ernährungstherapie) und damit das praktische Vorgehen in der Kinder- und Jugendmedizin an vielen Stellen signifikant von der internistischen Gastroenterologie unterscheiden. Ein umfassendes Behandlungskonzept muss als langfristige Begleitung angelegt sein und die speziellen psychosozialen Probleme chronisch kranker Kinder und ihrer Familien berücksichtigen. Es muss daher ggf. auch eine sozialpädagogische, psychologische und/oder psychotherapeutische Komponente beinhalten. Ziel sollte eine Normalisierung der meist erheblich beeinträchtigten Lebensqualität bei weitestgehender körperlicher Beschwerdefreiheit ("klinische Remission") und altersgerechter körperlicher Entwicklung sein. Eine dauerhafte Heilung, d.h. die langfristig sichere Verhinderung eines Rezidivs, ist durch die derzeitig verfügbaren Therapieformen dagegen nicht möglich.

3.13. Literatur

1. Canani RB, de Horatio LT, Terrin G, Romano MT, Miele E, Staiano A, Rapacciuolo L, Polito G, Bisesti V, Manguso F, Vallone G, Sodano A, Troncone R. Combined use of noninvasive tests is useful in the initial diagnostic approach to a child with suspected inflammatory bowel disease. J Pediatr Gastroenterol Nutr. 2006;42:9-15.

2. Caprilli R, Gassull MA, Escher JC, Moser G, Munkholm P, Forbes A, Hommes DW, Lochs H, Angelucci E, Cocco A, Vucelic B, Hildebrand H, Kolacek S, Riis L, Lukas M, de Franchis R, Hamilton M, Jantschek G, Michetti P, O'Morain C, Anwar MM, Freitas JL, Mouzas IA, Baert F, Mitchell R, Hawkey CJ; European Crohn's and Colitis Organisation. European evidence based consensus on the diagnosis and management of Crohn's disease: special situations. Gut. 2006;55 Suppl 1:i36-58.

3. Escher JC; European Collaborative Research Group on Budesonide in Paediatric IBD. Budesonide versus prednisolone for the treatment of active Crohn's disease in children: a randomized, double-blind, controlled, multicentre trial. Eur J Gastroenterol Hepatol. 2004;16:47-54.

4. Heuschkel RB, Menache CC, Megerian JT, Baird AE. Enteral nutrition and corticosteroids in the treatment of acute Crohn's disease in children. J Pediatr Gastroenterol Nutr. 2000;31:8-15.

5. Hyams J, Crandall W, Kugathasan S, Griffiths A, Olson A, Johanns J, Liu G, Travers S, Heuschkel R, Markowitz J, Cohen S, Winter H, Veereman-Wauters G, Ferry G, Baldassano R; REACH Study Group. Induction and maintenance infliximab therapy for the treatment of moderate-to-severe Crohn's disease in children. Gastroenterology. 2007;132:863-73

6. Hyams J, Markowitz JE, Otley A et al. Evaluation of the pediatric Crohn disease activity index: a prospective multicenter experience. J Ped Gastroenterol Nutr 41:416-21, 2005

7. IBD Working Group of the European Society for Paediatric Gastroenterology, Hepatology and Nutrition. Inflammatory bowel disease in children and adolescents: recommendations for diagnosis – the Porto criteria. J Pediatr Gastroenterol Nutr. 2005;41:1-7.

8. Johnson T, Macdonald S, Hill SM, Thomas A, Murphy MS. Treatment of active Crohn's disease in children using partial enteral nutrition with liquid formula: a randomised controlled trial. Gut. 2006;55:356-61

9. Kardorff R, Radke M. Chronisch entzündliche Darmerkrankungen. Pädiatrie up2date 2008; 3:13-44

10. Langmead L, Rampton DS. Review article: complementary and alternative therapies for inflammatory bowel disease. Aliment Pharmacol Ther. 2006;23:341-9.

11. Maity S, Thomas AG. Quality of life in paediatric gastrointestinal and liver disease: a systematic review. J Pediatr Gastroenterol Nutr. 2007;44:540-54.

12. Mawdsley JE, Rampton DS. Psychological stress in IBD: new insights into pathogenic and therapeutic implications. Gut. 2005;54:1481-91.

13. North American Society for Pediatric Gastroenterology, Hepatology, and Nutrition; Colitis Foundation of America, Bousvaros A, Antonioli DA, Colletti RB, Dubinsky MC, Glickman JN, Gold BD, Griffiths AM, Jevon GP, Higuchi LM, Hyams JS, Kirschner BS, Kugathasan S, Baldassano RN, Russo PA. Differentiating ulcerative colitis from Crohn disease in children and young adults: report of a working group of the North American Society for Pediatric Gastroenterology, Hepatology, and Nutrition and the Crohn's and Colitis Foundation of America. J Pediatr Gastroenterol Nutr. 2007;44:653-74.

14. Quaglietta L, te Velde A, Staiano A, Troncone R, Hommes DW. Functional consequences of NOD2/CARD15 mutations in Crohn disease. J Pediatr Gastroenterol Nutr. 2007;44:529-39.

15. Rugtveit J, Fagerhol MK. Age-dependent variations in fecal calprotectin concentrations in children. J Pediatr Gastroenterol Nutr. 2002;34:323-4

16. Sawczenko A, Sandhu BK. Presenting features of Inflammatory bowel disease in Great Britain and Ireland. Arch Dis Child. 2003;88:995-1000.

17. Walker TR, Land ML, Kartashov A, Saslowsky TM, Lyerly DM, Boone JH, Rufo PA. Fecal lactoferrin is a sensitive and specific marker of disease activity in children and young adults with inflammatory bowel disease. J Pediatr Gastroenterol Nutr. 2007;44:414-22.

Therapie der CED mit Immunmodulatoren und anti-TNF-Therapien: Empfehlungen und Richtlinien für die Praxis

4. Therapie der CED mit Immunmodulatoren und anti-TNF-Therapien: Empfehlungen und Richtlinien für die Praxis

4.1. Morbus Crohn

Der Morbus Crohn ist charakterisiert durch einen schubförmigen Krankheitsverlauf mit abwechselnden Abschnitten mit hoher Aktivität der Erkrankung und mit Remissionen. Bei der Mehrzahl der Crohn-Patienten ist der Krankheitsverlauf chronisch intermittierend, wohingegen nur weniger als 20 % einen chronisch kontinuierlichen Krankheitsverlauf aufweisen und bei nur 10 % langanhaltende Remissionen des Morbus Crohn beobachtet werden. Dabei wird bei bis zu 75-90 % der Crohn-Patienten eine chirurgische Intervention nach einer Krankheitsdauer von 10 Jahren unumgänglich. Jegliche medikamentöse Therapie muss also dabei der ständig wechselnden Aktivität des Morbus Crohn angepasst werden.

Das Hauptanliegen einer medikamentösen Therapie des Morbus Crohn liegt heute nicht mehr nur in der alleinigen Kontrolle der Krankheitssymptome, sondern in einer Modifikation des Krankheitsverlaufs des Morbus Crohn mit einem Abschwächen oder Aufhalten der Progression der Erkrankung.

Ziel einer immunsuppressiven Therapie mit Azathioprin (AZA), dessen Metaboliten 6-Mercaptopurin (6-MP) oder dem Folatantagonisten Methotrexat (MTX) bzw. einer anti-TNF-Therapie mit Infliximab oder Adalimumab ist das schnelle Erreichen der Remission der Erkrankung mit Erhaltung einer Langzeitremission ohne die Therapie mit Kortikosteroiden und die langanhaltende Heilung der intestinalen Mukosa. Zusätzlich soll bei Kindern deren Wachstum unterstützt werden. Die schnelle und vor allem langanhaltende Abheilung der intestinalen Mukosa verhindert eine rasche Progression des Morbus Crohn und das Entstehen von Komplikationen wie die Bildung von Stenosen oder Fisteln mit der Notwendigkeit von chirurgischen Interventionen und zahlreichen Hospitalisierungen.

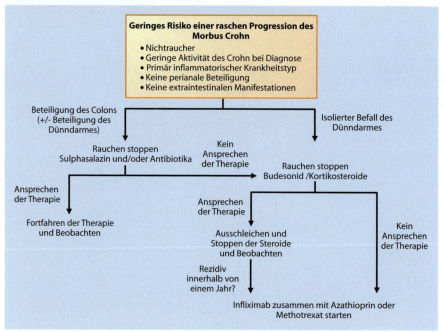

Abb. 4.1: Therapieschema bei Morbus Crohn mit geringer Progression der Erkrankung.

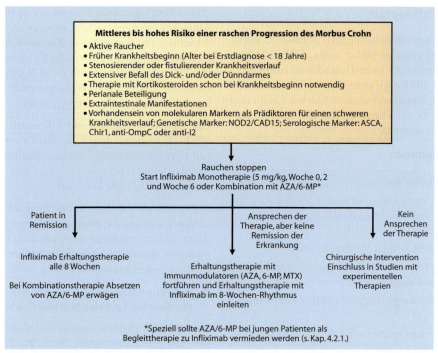

Abb. 4.2: Therapieschema bei Morbus Crohn mit rascher Progression der Erkrankung.

Wie die Ergebnisse der kürzlich veröffentlichten Step up/Top down Studie zeigen, ist neben der Heilung der intestinalen Mukosa dabei entscheidend, nach welcher Krankheitsdauer diese Therapien beim Morbus Crohn eingesetzt werden, da die Länge der Erkrankungsdauer mit einer immer weiter voranschreitenden, irreversiblen Schädigung der Darmwand korreliert.

Ein frühzeitiges Starten einer immunsuppressiven Therapie ist daher vor allem bei Patienten mit dem Risiko einer raschen Progression der Erkrankung indiziert.

Die Identifikation von Patienten mit einer möglichen raschen Progression des Morbus Crohn und deren Differenzierung von Patienten mit geringer Progression der Erkrankung ist hier von essentieller Bedeutung für die weitere Therapiestrategie und die Prognose des weiteren Krankheitsverlaufs des Morbus Crohn. Genetische Marker (Homozygote oder heterozygot zusammengesetzte Träger von Mutationen des NOD2/CARD15-Gens) und antimikrobielle Antikörper (ASCA, Chir1, anti-OmpC oder anti-I2) konnten mit einem schweren Verlauf des Morbus Crohn assoziiert werden und sollten auch zusätzlich zu klinischen, radiologischen und endoskopischen Befunden als Vorhersagewerte für eine rasche Progression des Morbus Crohn herangezogen werden. Folgende Abbildungen fassen die Therapiestrategie bei Patienten mit geringem Risiko einer Progression und Patienten mit mittlerem und hohem Risiko einer Progression des Morbus Crohn zusammen.

4.2. Colitis ulcerosa

Bei der Colitis ulcerosa wird zwischen einem milden, mittelschweren und schweren Verlauf der Erkrankung unterschieden. Auch bei der Colitis ulcerosa liegt das Ziel einer immunsuppressiven Therapie und einer anti-TNF-Therapie in der Abheilung der intestinalen Mukosa, einer steroidfreien Langzeitremission und einer Senkung der Notwendigkeit einer chirurgischen Intervention (Senkung der Kolektomierate). Vor allem die mittelschwere bis schwere aktive Colitis ulcerosa sollte analog zum Morbus Crohn mit rascher Progression der Erkrankung frühzeitig mit einer immunsuppressiven Therapie und bei entsprechender Indikation mit einer anti-TNF-Therapie behandelt werden.

4.2.1. Infliximab

Der chimäre monoklonale IgG1 Antikörper gegen den Tumor Nekrose Faktor-alpha (TNFα), Infliximab (Remicade®) ist in Deutschland und Österreich seit 1999 zugelassen für die Therapie eines schweren, therapierefraktären Morbus Crohn und seit 2006 für die Therapie einer therapierefraktären Colitis ulcerosa.

■ Indikationen

Definitive Indikation
• Therapierefraktärer luminaler Morbus Crohn (einschließlich des oberen Gastrointestinaltraktes)
• Steroidabhängiger Morbus Crohn
• Therapierefraktärer fistulierender Verlauf des Morbus Crohn
• Mittelschwere bis schwere aktive Colitis ulcerosa
• Systemische extraintestinale Manifestationen des Morbus Crohn
• Ankylosierende Spondylitis und Sacroilitis
• Pyoderma gangraenosum
• Chronische Uveitis
• Metastasierender Morbus Crohn
Potentielle Indikation
• "First line" Therapie der chronisch entzündlichen Darmerkrankungen
• Colitis indeterminata
• Therapierefraktäre Pouchitis
Keine Indikation
• Primär sklerosierende Cholangitis

■ Induktionstherapie bei aktivem luminalen Morbus Crohn

Eine Induktionstherapie des Morbus Crohn ist bei Patienten mit aktivem luminalen Morbus Crohn indiziert, die nicht oder nur inadäquat auf eine Kortikosteroidtherapie mit entsprechender Dosis ansprechen oder in Kombination mit einer immunsuppressiven Therapie. Diese Patienten werden mit 3 Infliximab-Infusionen zu Woche 0, 2 und 6 als sogenannte Induktionstherapie behandelt. Um eine Steroidresistenz handelt es sich, wenn die Erkrankung nicht auf eine intravenös verabreichte Kortikosteroid-Therapie anspricht (Dosis 1mg/kg, maximal 60 mg). Von Steroidabhängigkeit wird gesprochen, wenn es bei einer Reduzierung der Steroiddosis (Dosisreduktion der Steroide um 5-10 mg pro Woche bis zu einer Dosis von 20 mg und danach mit einer Reduktion der Dosis um 2,5-5 mg pro Woche) zu einer erneuten Exazerbation der Erkrankung kommt.

Eine Induktionstherapie mit Infliximab ist ebenfalls bei Patienten indiziert, die eine Unverträglichkeit oder medizinische Kontraindikation für eine Kortikosteroid-Therapie oder für eine immunsuppressive Therapie aufweisen.

Ziel der Induktionstherapie bei luminalen Morbus Crohn mit Infliximab ist das Erreichen einer klinischen und endoskopischen Remission, wobei die mukosale Abheilung zwar nicht immer erreicht, aber zumindest angestrebt werden sollte.

■ Induktionstherapie bei aktivem fistulierendem Verlauf des Morbus Crohn

Patienten mit aktiven, drainierenden enterokutanen oder perianalen Fisteln, die nicht oder nur inadäquat auf eine antibiotische Therapie alleine oder in Kombination mit einer immunsuppressiven Therapie ansprechen, werden ebenfalls mit einer Induktionstherapie durch Infliximab (Woche 0, 2 und 6) behandelt.

Die Infliximabtherapie wird beim fistulierenden Morbus Crohn fast immer in Kombination mit einer chirurgischen Intervention gestartet. Bei vielen Patienten müssen Abszesse drainiert werden, Setons oder Fäden appliziert werden, oder eine Fistulotomie durchgeführt werden. Funktionelle Reparaturen wie eine Verschiebeplastik oder eine Sphinkterrevision sollten erst nach Erreichen einer Remission durchgeführt werden. Alle Flüssigkeitsansammlungen, von denen potentiell eine Sepsis ausgehen könnte, müssen vor dem Start von Infliximab drainiert werden. In situ liegende Setons sollten solange in situ verbleiben, bis eine anschließende Erhaltungstherapie gestartet wurde.

Ziel der Induktionstherapie bei fistulierenden Morbus Crohn ist die Reduktion von aktiven drainierenden Fisteln und ein partieller oder kompletter Verschluss drainierender Fistelgänge. Eine vollständige, im MRT sichtbare Heilung der Fistelgänge wird normalerweise nicht erreicht, aber Patienten mit einer im MRT sichtbaren Heilung der Fistelgänge erreichen ein besseres Therapieergebnis.

Erhaltungstherapie des Morbus Crohn

Bei Patienten mit luminalen Morbus Crohn und mit anhaltender Aktivität der Erkrankung trotz einer erfolgreichen Induktionstherapie mit Infliximab und einer anschließenden adäquaten Therapie mit Immunmodulatoren (AZA, 6-MP, MTX) und bei Patienten, bei denen kein dauerhafter Fistelverschluss durch die Induktionstherapie erreicht werden konnte, ist eine weitere Erhaltungstherapie mit Infliximab indiziert.

Auch sollten Patienten mit einem erhöhten Risiko für eine Exazerbation der Erkrankung mit häufigen Rezidiven der Erkrankung oder wenn die Steroiddosis trotz Induktionstherapie nicht gesenkt werden konnte bzw. ein völliges Ausschleichen der Steroide nicht erreicht werden konnte, ebenfalls mit Infliximab in Form einer Erhaltungstherapie therapiert werden.

Dabei wird die Entscheidung darüber, bei welchem Patient eine weitere Erhaltungstherapie mit Infliximab indiziert ist, teilweise von dessen Risikoprofil bestimmt.

Risikofaktoren für eine schnelle Exazerbation der Erkrankung mit häufigen Rezidiven sind unter anderen ein progressiver Krankheitsverlauf des Morbus Crohn mit der Notwendigkeit von häufigen Darmresektionen, eine positive Familienanamnese für eine CED, Rauchen und eine vorangegangene, erhöhte Rezidivrate mit häufigen Schüben unter der Therapie mit Kortikosteroiden oder Immunmodulatoren.

Bei der Überlegung, Infliximab nur als Induktionstherapie zur Überbrückung bis zum Wirkeintritt von AZA bei AZA-naiven Patienten zu verabreichen, sollten die Daten der GTAID Studie berücksichtigt werden, die zeigen, dass die Remissionsraten nach Absetzen von Infliximab unter Erhaltungstherapie mit AZA nicht aufrecht erhalten werden können.

Ergebnisse der kürzlich veröffentlichten IMID Studie (*Immunosuppression discontinuation study*) belegen, dass eine begleitende immunsuppressive Therapie bei der Langzeittherapie des Morbus Crohn mit Infliximab im 8-wöchentlichen Rhythmus nach 6 Monaten gestoppt werden kann ohne dass das Risiko für die Immunogenität von Infliximab oder für ein frühzeitiges Rezidiv der Erkrankung erhöht wird. Dies erscheint durchaus sinnvoll, um das Risiko einer potenziell additiven Toxizität zu reduzieren.

Speziell sollte AZA/6-MP bei jungen Patienten als Begleittherapie zu Infliximab vermieden werden, da besonders in dieser Altersgruppe unter der Kombinationstherapie ein erhöhtes Vorkommen von hepatosplenalen T-Zelllymphomen beobachtet wurde.

Die Dosis und die Dauer einer begleitenden Steroidtherapie sollten so niedrig und so kurz wie möglich gehalten werden, um das Infektionsrisiko und auch das Nebenwirkungspotential der Kortikosteroide zu minimieren. D.h. es sollte sofort nach der Infliximabgabe ein schnelles Ausschleichen versucht werden.

Therapie von extraintestinalen Manifestationen

Die Therapie von extraintestinalen Manifestationen des Morbus Crohn und der Colitis ulcerosa sollte im Zusammenhang mit einem Gesamttherapiekonzept erstellt werden. Infliximab wurde z.B. beim Pyoderma gangrenosum, der Uveitis und der ankylosierenden Spondylitis und Sakroilitis mit guten Erfolgen eingesetzt.

Induktions- und Erhaltungstherapie bei der mittelschweren bis schweren aktiven Colitis ulcerosa

Infliximab ist bei der Colitis ulcerosa indiziert zur Behandlung eines mittelschweren bis schweren aktiven Krankheitsverlaufes bei Patienten, die auf eine konventionelle Therapie, einschließlich Kortikosteroiden und 6-MP oder AZA, unzureichend angesprochen haben oder die eine Unverträglichkeit oder Kontraindikation für solche Therapien haben.

Analog wie beim Morbus Crohn wird auch bei der Colitis ulcerosa das Starten der Infliximabtherapie als Induktionstherapie empfohlen. Bei Ansprechen der Therapie erfolgt die Erhaltungstherapie in 8-wöchentlichen Abständen. Eine begleitende Therapie mit Immunmodulatoren sollte bei 8-wöchentlicher Therapie ebenfalls nach 6 Monaten gestoppt werden. Für eine "Bridging Therapie" bei der Colitis ulcerosa mit simultanem Starten der Infliximab Therapie zusammen mit einer Therapie mit Immunmodulatoren bestehen noch keine Studiendaten. Analog ist diese Strategie jedoch als sinnvoll denkbar.

Bei der akuten, steroidrefraktären Colitis ulcerosa stellt Infliximab statt den bisher verwendeten Therapien, Ciclosporin A und Tacrolimus, eine Therapiealternative dar. Spricht die Erkrankung jedoch nicht auf diese medikamentösen Therapien innerhalb von 5 bis 7 Tagen an, beziehungsweise verschlechtert sich der klinische Zustand des Patienten, bietet sich die Kolektomie als Alternative der Wahl dar.

■ Wann kann die Erhaltungstherapie gestoppt werden?

Die Frage, ob und wann Infliximab in der Langzeittherapie CED gestoppt werden kann, ist momentan noch nicht zu beantworten, da hier Langzeiterfahrungen fehlen und vor allem auch der natürliche Verlauf der CED nicht vorhergesagt werden kann. Bis jetzt konnten noch keine vorhersagekräftigen Faktoren identifiziert werden, die bei der Entscheidung für ein Stoppen oder Unterbrechen der Therapie hilfreich sein könnten. Ein Unterbrechen bzw. ein Stoppen der Infliximabtherapie muss individuell für jeden Patienten anhand von klinischen, radiologischen und endoskopischen Befunden entschieden werden.

Bei Patienten, die jedoch therapierefraktär gegenüber einer immunsuppressiven Therapie mit Azathioprin oder Methotrexat sind, sollte Infliximab als Monotherapie bei erfolgreicher Induktionstherapie mit Remission des Patienten in 8 wöchentlichem Abstand als Erhaltungstherapie fortgeführt werden.

Lange Behandlungspausen, wie sie bei einer bedarfsorientierten Therapie entstehen, also einer Therapie mit Infliximab nur bei einem Rezidiv der Erkrankung, führen zu einem erhöhten Risiko allergische Reaktionen zu induzieren oder zu einem verfrühten Wirkungsverlust von Infliximab und sollten daher vermieden werden. Als mögliche Ursache wird die Formation von Antikörpern gegen Infliximab (sogenannte ATIs, Antikörper gegen Infliximab) diskutiert.

In einer Interimanalyse einer prospektiven Kohortenstudie, in der Patienten mit luminalem Morbus Crohn eine Infliximab/AZA-Kombinationstherapie von median 2,2 Jahren erhielten und für mindestens 6 Monate in stabiler Remission ohne Steroide waren, wurde Infliximab abgesetzt. Nach 1 Jahr zeigte sich, dass mehr als die Hälfte der Patienten noch kein Rezidiv hatte. Ob dies eine Möglichkeit für ein Absetzen von Infliximab darstellt, werden noch weitere Analysen zeigen.

■ Praktische Hinweise beim Starten einer Infliximabtherapie bei den chronisch-entzündlichen Darmerkrankungen

Das praktische Vorgehen beim Einleiten einer Infliximabtherapie ist in Abb. 4.3 dargestellt.

■ Selektion der Patienten

Zu den Hauptindikationen zählen der luminale Morbus Crohn und der fistulierende Verlauf der Erkrankung, sowie eine mittelschwere bis schwere aktive Colitis ulcerosa bei Patienten, die nicht oder inadäquat auf eine konventionelle immunsuppressive Therapie ansprechen oder die eine Unverträglichkeit oder medizinische Kontraindikationen für solche Therapien haben.

■ Empfohlene Diagnostik vor dem Starten von Infliximab

Die Aktivität der CED-Erkrankung sollte mittels Ileokolonoskopie bei Lokalisation der Erkrankung im Kolon oder im terminalen Ileum ermittelt werden oder mit einer Schnittbildgebung beim Dünndarm (idealerweise ein MRT Enteroklysma) bzw. eine Ösophago-Gastro-Duodenoskopie für mehr proximal gelegene Lokalisationen des Morbus Crohn. Die Durchführung einer CT ist die Technik der Wahl, um Abszesse auszuschließen. Die Bestimmung des C-reaktiven Proteins wird bei Start der Infliximabtherapie ebenfalls empfohlen.

■ Prophylaktische Schutzmaßnahmen

Die Leberfunktion sollte vor dem Starten von Infliximab geprüft werden und Infliximab muss bei Patienten gestoppt werden, die nach dem Starten von Infliximab Leberfunktionsstörungen (mit erhöhten Leberwerten mehr als 3fach über der Norm) entwickeln.

Aktive Raucher unter den Crohn Patienten sprechen signifikant schlechter auf eine Infliximab Therapie an.

Generell wird Morbus Crohn Patienten empfohlen, das Rauchen zu stoppen, aber speziell ist ein striktes Rauchverbot bei Starten der Infliximabtherapie daher strengstens angeraten.

Das Vorhandensein von schwerwiegenden Infektionen wie Sepsis, Abszesse oder Tuberkulose müssen definitiv ausgeschlossen werden vor dem Starten der Infliximab Therapie. Vor allem bei Pa-

4.2. Colitis ulcerosa

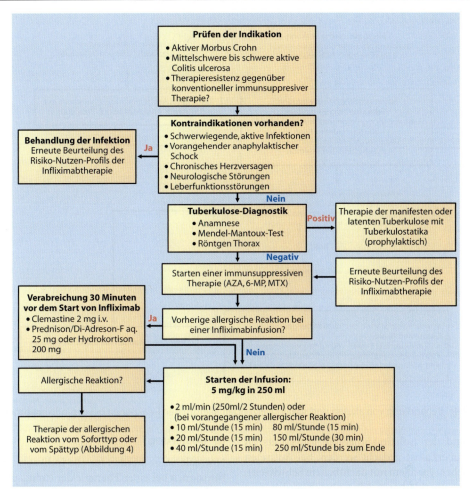

Abb. 4.3: Schritte zum Starten einer Infliximabtherapie.

tienten mit einem fistulierenden Verlauf des Morbus Crohn müssen Abszessformierungen ausgeschlossen werden. Bei perianalen Fistelbildungen sollte eine lokale Ultraschalluntersuchung der perianalen Region durchgeführt werden bzw. als Goldstandard eine MRT-Untersuchung dieser Region. Für enterokutane Fistelbildungen sollte lokal eine Ultraschalluntersuchung durchgeführt werden bzw. eine computertomographische Bildgebung der entsprechenden Region.

Vor dem Starten von Infliximab muss eine latente oder manifeste Tuberkuloseinfektion ausgeschlossen werden mit folgenden Maßnahmen:

- Ausführliche Anamnese des Patienten zur Eruierung von früheren Kontakten zu Personen mit einer Tuberkulose
- Mendel-Mantoux-Test
- Röntgen Thorax

Für eine korrekte Beurteilung des Mendel-Mantoux-Tests ist eine genaue Anamneseerhebung von großer Bedeutung: hierbei sollten speziell Faktoren abgefragt werden, die das Ergebnis des Tests beeinflussen könnten, wie zum Beispiel ein möglicher früherer Kontakt zu Menschen mit einer Tuberkulose, ein längerer Aufenthalt in Ländern mit endemischen Vorkommen einer Tuberkulose (>50 Fälle pro 100000 Einwohner) bzw. die Abstammung des Patienten von einem dieser Länder, eine immunsuppressive Therapie oder Risikofaktoren für die Infektion an einer Tuberkulose, wie Diabetes mellitus, eine Niereninsuffizienz und hämatologische Erkrankungen.

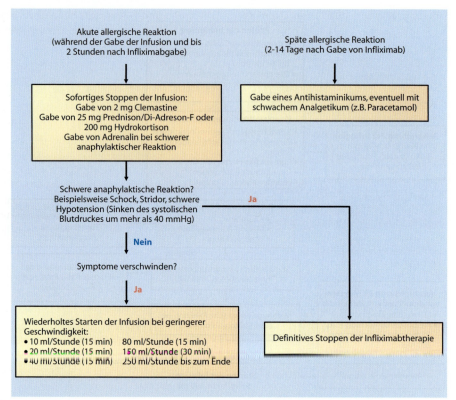

Abb. 4.4: Behandlung von akuten und spät einsetzenden allergischen Reaktionen bei der Infliximabtherapie.

Während der Infliximabtherapie muss stets an eine Tuberkulose gedacht werden, bei Auftreten von Fieber (vor allem mit nächtlichem Schwitzen), Husten, unerklärbaren Magenbeschwerden und Gewichtsverlust.

Im Falle eines positiven Tuberkulin-Tests wird die prophylaktische Gabe von Isoniazid 300 mg/d über 4 Wochen vor dem Starten der Infliximab-Therapie und deren Fortführung über mindestens 6 Monate unter der Infliximab-Therapie empfohlen.

Bei positiver Anamnese einer Tuberkulose sollte generell eine anti-TNF-Therapie nur in begründeten Ausnahmefällen durchgeführt werden.

■ Kontraindikationen

Ein anaphylaktischer Schock, das Auftreten von Stridor oder eine schwere Hypotension (oder das Absinken des systolischen Blutdruckes von mehr als 40 mmHg) bei vorherigen Infliximab-Infusionen sind definitive Kontraindikationen für die wiederholte Gabe von Infliximab.

■ Dosierung

Normalerweise werden für alle Indikationen und Infusionen bei einer Therapie der Colitis ulcerosa und dem Morbus Crohn mit Infliximab folgende Dosierungen empfohlen:

Induktionstherapie: 5 mg/kg zu Woche 0, 2 und 6

Erhaltungstherapie: 5 mg/kg alle 8 Wochen, bei unzureichender Wirkung oder bei Wirkungsverlust von Infliximab kann als Intervention die Dosis erhöht werden auf 10 mg/kg oder/und das Intervall auf bis zu 4 Wochen schrittweise verkürzt werden oder auch in der Langzeittherapie wiederholt das Induktionsschema mit Verabreichung von Infliximab zu Woche 0, 2 und 6 angewendet werden (vor allem bei fistulierenden Morbus Crohn) bei entsprechend strenger Indikationsstellung, um wieder eine Wirkung von Infliximab bei empfohlener Dosis von 5 mg/kg zurück zu gewinnen.

Dabei wird Infliximab als i.v. Infusion normalerweise über einen Zeitraum von 2 Stunden verabreicht.

Die Behandlung ist unter Aufsicht und Kontrolle eines Arztes unter Bereitstellung einer Notfallausrüstung für mögliche schwere Infusionsreaktionen durchzuführen. Eine Nachbeobachtung von 1 bis 2 Stunden erscheint sinnvoll.

Ein guter Zeitpunkt zur Ermittlung der klinischen Wirkung bzw. Effektivität der Infliximab Therapie ist beim Start von Infliximab ohne Induktionsschema die Woche 4 und nach Starten mit dem Induktionsschema die Woche 10. Bei Nichtansprechen nach 3 Infusionen erscheint eine weitere Therapie nicht sinnvoll und wird nicht empfohlen.

■ **Optimierung der Infliximabtherapie**

Eine gleichzeitige unterstützende Therapie mit Immunmodulatoren (Azathioprin, 6-Mercaptopurin oder Methotrexat) wird beim Morbus Crohn in der Langzeittherapie nicht mehr empfohlen, für die Colitis ulcerosa liegen hierfür noch zu wenig Daten oder Erfahrung vor. Im Falle der Induktion mit Infliximab kann bei Patienten die noch keine Immunsuppression erhalten, eine Kombination versucht werden, da Immunsuppressiva:

- die Bildung von Antikörpern gegen Infliximab (ATIs) und dadurch das Risiko für die Immunogenität von Infliximab unterdrücken bzw. senken
- die Wahrscheinlichkeit einer adäquaten Wirkung von Infliximab erhöhen
- die Wirkdauer von Infliximab verlängert und dadurch kann das Intervall zwischen den Infusionen konstant gehalten werden

Bei einer Erhaltungstherapie mit Verabreichung von Infliximab alle 8 Wochen kann und sollte eine gleichzeitige immunsuppressive Therapie mit Azathioprin oder Methotrexat aufgrund des additiven Nebenwirkungspotentials einer Kombinationstherapie nach 6 Monaten gestoppt werden. Ergebnisse der sogenannten IMID study (*Immunosuppression discontinuation study*) zeigten, dass eine konkomitante Therapie mit Azathioprin nach 6 Monaten bei der 8-wöchentlichen Therapie des Morbus Crohn mit Infliximab gestoppt werden kann, ohne dass sich das Risiko der Formierung von Antikörpern gegen Infliximab oder für einen rascheren Wirkungsverlust von Infliximab erhöht.

Die Dosis und Dauer einer möglichen begleitenden Steroidtherapie sollten so niedrig und so kurz wie möglich gehalten werden.

4.2.2. Adalimumab

Seit 2007 ist der humane IgG1 Antikörper gegen TNFα, Adalimumab (Humira®) zugelassen in Deutschland für die Therapie eines schwergradigen, therapierefraktären Morbus Crohn bei Patienten, die auf eine konventionelle immunsuppressive Therapie einschließlich Kortikosteroiden und Immunmodulatoren (AZA, 6-Mp, MTX) unzureichend angesprochen haben bzw. bei denen eine Unverträglichkeit oder medizinische Kontraindikation für solche Therapien besteht oder die eine Intoleranz gegenüber einer Therapie mit Infliximab entwickelt haben.

Größte Innovation bei der Therapie der CED mit Adalimumab ist die subkutane Verabreichungsform dieser anti-TNF-Therapie. Somit wird die Patientin/der Patient unabhängiger von fixen Konsultationen beim behandelten CED-Zentrum, da sie/er sich das Medikament selbst subkutan verabreichen kann und die Patientenbetreuung durch das jeweilige CED-Zentrum flexibler gestaltet werden kann.

Da nun beide anti-TNF-Therapien in Deutschland zugelassen sind für die Therapie des Morbus Crohn und ähnlich effektiv bei der Crohn-Therapie sind, kann die Patientin/der Patient zusammen mit dem behandelten Arzt/Ärztin entscheiden, welche Therapieform eingesetzt werden soll für die Therapie der CED. Dies wiederum erhöht ebenfalls die Variabilität und Flexibilität bei der Therapie der CED.

■ **Indikation**

Eine Wirksamkeit von Adalimumab konnte in zahlreichen Studien nachgewiesen werden zur Induktion einer Remission des Morbus Crohn, als auch zur Erhaltung der Remission bei Langzeittherapie des Morbus Crohn mit Adalimumab. Allerdings existieren bis jetzt nur Erfahrungen über einen Behandlungszeitraum von 12 Monaten.

Eine Wirkung von Adalimumab bei fistulierenden Morbus Crohn wurde zwar beobachtet, aber zu diesem Zeitpunkt ist eine genaue Beurteilung der therapeutischen Wertigkeit von Adalimumab gegenüber bereits etablierten Therapien (vor allem gegenüber Infliximab) für die Behandlung von Fisteln beim Morbus Crohn nicht möglich. Hierzu sind noch weitere randomisierte, placebokontrollierte Studien mit genau definierten klinischen Endpunkten, beispielsweise unter Einbeziehung der Magnetresonanztomographie notwendig.

Bei der Colitis ulcerosa sind die Ergebnisse ebenfalls limitiert auf eine kleine open-label Studie, die in Frankreich durchgeführt wurde. Dabei zeigten 40 % (n=4) der insgesamt 10 Patienten mit einer Colitis ulcerosa, die mit Adalimumab (160/80 mg) behandelt wurden eine klinische Besserung 4 Wochen nach dem Start der Therapie. Hier sind ebenfalls noch randomisierte, placebokontrollierte Studien notwendig zur genauen Beurteilung der Wirkung.

■ Therapieschema und Dosierung von Adalimumab

Im Gegensatz zu Infliximab wird Adalimumab subkutan injiziert. Empfohlen wird für die Induktionstherapie beim Starten der Adalimumab Therapie eine Dosis von 80 mg zu Woche 0, gefolgt von 40 mg zu Woche 2 und mit einer weiteren Erhaltungstherapie von 40 mg Adalimumab alle 2 Wochen.

Optional kann, wenn ein rascheres Ansprechen von Adalimumab bei entsprechender Klinik des Patienten notwendig ist, mit 160 mg Adalimumab zu Woche 0 (Dosis kann als vier Injektionen innerhalb eines Tages oder als zwei Injektionen pro Tag an zwei aufeinanderfolgenden Tagen verabreicht werden) und mit 80mg Adalimumab zu Woche 2 gestartet werden.

Während der Induktionsbehandlung sollte Humira laut den Zulassungsbestimmungen in Kombination mit Kortikosteroiden verabreicht werden. Im Falle einer Unverträglichkeit gegen Kortikosteroide, oder wenn eine weitere Behandlung mit Kortikosteroiden nicht sinnvoll ist, kann Humira auch als Monotherapie verabreicht werden.

Wenn Humira abgesetzt wurde, kann es erneut verabreicht werden, wenn die Zeichen und Symptome der Erkrankung wieder auftreten. Zu einer erneuten Verabreichung nach mehr als 8 Wochen seit der letzten Dosis liegen nur wenige Erfahrungen vor.

Während der Erhaltungstherapie können Kortikosteroide gemäß den klinischen Empfehlungen ausgeschlichen werden.

Patienten, bei denen ein Wirkverlust auftritt, können von einer Erhöhung der Dosis auf 40 mg Humira pro Woche profitieren. Einige Patienten, die bis Woche 4 noch nicht auf die Therapie angesprochen haben, können von einer Weiterführung der Erhaltungstherapie bis Woche 12 profitieren. Eine weitere Behandlung von Patienten, die in diesem Zeitraum nicht auf die Therapie angesprochen haben, sollte sorgfältig abgewogen werden.

■ Praktische Hinweise zur Adalimumabtherapie bei den CED

Zum Starten einer Adalimumab Therapie müssen die gleichen Vorkehrungen und Kontraindikationen wie bei der Infliximabtherapie beachtet werden.

Die subkutane Applikation von Adalimumab ermöglicht dem Patienten eine größere Eigenständigkeit bei der Therapie ihrer Erkrankung, da Praxis- oder Krankenhausbesuche wie sie bei einer intravenösen Verabreichung einer anti-TNF-Therapie notwendig sind, hierdurch reduziert werden können und der Patient sich Adalimumab selbst zu Hause verabreichen kann. Allerdings muss Adalimumab mindestens viermal häufiger als Infliximab bei der Erhaltungstherapie des Morbus Crohn verabreicht werden (alle 2 Wochen). Zudem kann sich hinter der Eigenständigkeit des Patienten bei der Therapie der CED die Gefahr verbergen, mögliche Nebenwirkungen dieser anti-TNF-Therapie zu spät zu registrieren und/oder eine mögliche Non-compliance des Patienten zu übersehen. Bei einer intravenösen anti-TNF-Therapie ist daher durch die fixen Krankenhausbesuche in der Regel eine bessere Überwachung der Gesamtsituation möglich. Dies sollte vom Patienten und vom behandelnden Arzt gleichermaßen bei einer Adalimumabtherapie beachtet werden.

4.2.3. Certolizumab

CDP 870, Certolizumab pegol (Cimzia®, UCB/Celltech), ein humanisiertes Fab Fragment eines monoklonalen Antikörpers gegen TNFα, das an Polyethylen Glycol (PEG) gebunden ist, zeigte ebenfalls bei Morbus Crohn als subkutan verabreichte Therapie eine klinische Wirkung. Durch die Pegylierung wird die Halbwertszeit von Cimzia erhöht und somit muss das Arzneimittel nicht so häufig verabreicht werden. Zudem soll die Antigenität von Cimzia durch die Pegylierung erniedrigt werden. Diese Therapie hat nur in der Schweiz und den USA, aber nicht von der EMEA (*European Medicines Agency*) die Zulassung erhalten und spielt daher in der täglichen Praxis leider noch eine untergeordnete Rolle.

4.2.4. Wechsel zwischen verschiedenen anti-TNF-Therapien

Bis jetzt wurden noch keine Vergleichsstudien (sogenannte "Head to head" Studien) durchgeführt, in denen die schon etablierten anti-TNF-Therapien mit Infliximab oder mit Adalimumab hinsichtlich ihrer Wirkung bei den CED untereinander oder mit anderen Therapien mit neueren Biologika (z.B. Certolizumab) verglichen wurden. Daher ist die Entscheidung, welche anti-TNF-Therapie als "First Line" Therapie oder als "Second Line"-Therapie angewendet werden soll, schwierig zu beantworten.

Auch lassen sich die Ergebnisse der bereits durchgeführten Studien zur Ermittlung der Effektivität der einzelnen anti-TNF-Therapien bei der Therapie der CED nur sehr schwer miteinander vergleichen, da sich die Patientenkohorten, die in diese Studien eingeschlossenen wurden, sehr stark von einander unterscheiden.

So wurde zum Beispiel jeder zweite Patient mit Morbus Crohn, der in Studien mit Adalimumab eingeschlossen wurde, bereits mit Infliximab behandelt und entwickelte eine Intoleranz gegenüber Infliximab oder die Infliximab Therapie musste aufgrund eines Wirkungsverlustes von Infliximab beendet werden.

In der täglichen Praxis werden die CED-Patienten aufgrund der noch begrenzten Erfahrungen mit Adalimumab bei der Therapie der CED initial mit Infliximab behandelt und bei einer Entwicklung einer Intoleranz gegenüber Infliximab oder bei Wirkungsverlust von Infliximab wird dann zu einer Therapie mit Adalimumab gewechselt. Zunehmend wird jedoch auch Adalimumab als primäre Therapie vor Infliximab eingesetzt.

Ein zu rascher Wechsel zwischen den anti-TNF-Therapien wird nicht empfohlen, egal, welche anti-TNF-Therapie zuerst angewendet wurde. Erst sollten alle therapeutischen Möglichkeiten (Interventionen) der jeweiligen anti-TNF-Therapie zur Wiedererlangung einer klinischen Wirkung der Therapie ausgeschöpft werden, bevor zu einer anderen anti-TNF-Therapie gewechselt wird. Vor dem Starten der zweiten anti-TNF-Therapie sollte die Aktivität der CED mittels Endoskopie oder Schnittbildgebung ermittelt werden.

Zusammenfassung

Bei der Therapie der CED stehen uns heute zahlreiche neue Therapieformen zur Verfügung, die alle eine hohe Effektivität bei der CED-Therapie gezeigt haben.

Von essentieller Bedeutung ist allerdings die richtige Auswahl der Patienten, die diesen spezifischen Therapien zugeführt werden sollen.

Patienten mit einer hohen Wahrscheinlichkeit einer Progression der CED und dem Auftreten von möglichen Komplikationen, wie das Entstehen von Fisteln und Stenosen beim Morbus Crohn oder einer hohen Wahrscheinlichkeit einer drohenden Kolektomie bei der Colitis ulcerosa mit der Notwendigkeit von zahlreichen Operationen und Krankenhausaufhalten, sollten möglichst bald nach Krankheitsbeginn mit einer immunsuppressiven Therapie behandelt werden und die Indikation einer anti-TNF-Therapie auch frühzeitig großzügig gestellt werden.

Bei der Langzeittherapie der CED sollte eine Monotherapie angestrebt werden, um eine potentiell additive Belastung der Patientin/des Patienten durch mögliche Nebenwirkungen der verschiedenen Therapien zu minimieren.

Die Therapie der CED mit Kortikosteroiden sollte heute nur noch einen Platz in der Akuttherapie eines Schubes der CED finden und in der Langzeittherapie gänzlich vermieden werden.

4.3. Ausblick

Neue humanisierte anti-TNFα-Antikörper wie Golimumab sind momentan in der klinischen Prüfung. Golimumab zeigte bereits bei der Rheumatoiden Arthritis eine hocheffektive Wirkung und kann subkutan als auch intravenös verabreicht werden. Es ist nur noch eine Frage der Zeit, wann Golimumab neben dem bereits etablierten humanisierten anti-TNFα-Antikörper Adalimumab für die Therapie der CED zur Verfügung steht.

Neben TNFα als Ziel spezifischer Antikörper-Therapien werden zur Zeit auch viele Therapien entwickelt, die gegen pro-inflammatorische Cytokine gerichtet sind, wie zum Beispiel die Interleukine IL-6, IL-12, IL-17 oder IFN-gamma. Auch Moleküle, die die Integrität von pro-inflammatorischen Zellen bestimmen, wie Integrin alpha(4)beta(7) oder das intrazelluläre Adhäsionsmolekül 1 (ICAM-1) sind potentielle Ziele weiterer spezifischer anti-inflammatorisch wirkender Therapien.

Die Möglichkeiten bei der Therapie der CED, dabei insbesondere in der Langzeittherapie der CED, wurden vor allem in der letzten Dekade spektakulär erweitert. Es ist zu Erwarten, dass auch in Zukunft immer mehr und vor allem immer schneller neuere Therapieformen entwickelt werden.

Dabei wird die richtige Indikationsstellung und die Auswahl geeigneter Patienten für diese Therapien aber eine immer wichtigere Rolle spielen, wenn nicht sogar die entscheidende Schlüsselrolle für ein erfolgreiches Ergebnis dieser Therapien.

4.4. Literatur

Colombel JF, Sandborn WJ, Rutgeerts P, Enns R, Hanauer SB, Panaccione R, Schreiber S, Byczkowski D, Li J, Kent JD, Pollack PF. Adalimumab for maintenance of clinical response and remission in patients with Crohn's disease: the CHARM trial. Gastroenterology. 2007 Jan;132(1):52-65.

D'Haens G, Baert F, van Assche G, Caenepeel P, Vergauwe P, Tuynman H, De Vos M, van Deventer S, Stitt L, Donner A, Vermeire S, Van de Mierop FJ, Coche JC, van der Woude J, Ochsenkühn T, van Bodegraven AA, Van Hootegem PP, Lambrecht GL, Mana F, Rutgeerts P, Feagan BG, Hommes D; Belgian Inflammatory Bowel Disease Research Group; North-Holland Gut Club. Early combined immunosuppression or conventional management in patients with newly diagnosed Crohn's disease: an open randomised trial. Lancet. 2008 Feb 23;371(9613):660-7.

Hanauer SB, Feagan BG, Lichtenstein GR, Mayer LF, Schreiber S, Colombel JF, Rachmilewitz D, Wolf DC, Olson A, Bao W, Rutgeerts P; ACCENT I Study Group. Maintenance infliximab for Crohn's disease: the ACCENT I randomised trial. Lancet. 2002 May 4;359(9317):1541-9.

Hanauer SB, Sandborn WJ, Rutgeerts P, Fedorak RN, Lukas M, MacIntosh D, Panaccione R, Wolf D, Pollack P. Human anti-tumor necrosis factor monoclonal antibody (adalimumab) in Crohn's disease: the CLASSIC-I trial. Gastroenterology. 2006 Feb;130(2):323-33.

Kaser A, Tilg H. Novel therapeutic targets in the treatment of IBD. Expert Opin Ther Targets. 2008 May;12(5):553-63.

Kay J, Matteson EL, Dasgupta B, Nash P, Durez P, Hall S, Hsia EC, Han J, Wagner C, Xu Z, Visvanathan S, Rahman MU. Golimumab in patients with active rheumatoid arthritis despite treatment with methotrexate: a randomized, double-blind, placebo-controlled, dose-ranging study. Arthritis Rheum. 2008 Apr;58(4):964-75.

Lemann M, Mary JY, Duclos B, Vevrac M, Dupas JL, Delchier JC, Laharie D, Moreau J, Cadiot G, Picon L, Boureille A, Sobahni I, Colombel JF. Infliximab plus Azathioprine for Steroid-Dependent Crohn's Disease Patients: A Randomized Placebo-Controlled Trial. Gastroenterology 2006; 130:1054-61.

Louis E, Vernier-Massouille G, Rimaud J, Bouhnik Y, Laharie D, Dupas J, Pillant H, Picon L, Vevrac M, Flamant M, Safove G, DeVos M, Jian R, Paintaud G, Piver E; Colombel JF, Mary J, Lemann M. Infliximab discontinuation in Crohn's disease patients in stable remission on combined therapy with immunosuppressors: a prospective ongoing cohort study. DDW 2009, Abstract 961.

Rutgeerts P, Sandborn WJ, Feagan BG, Reinisch W, Olson A, Johanns J, Travers S, Rachmilewitz D, Hanauer SB, Lichtenstein GR, de Villiers WJ, Present D, Sands BE, Colombel JF. Infliximab for induction and maintenance therapy for ulcerative colitis. N Engl J Med. 2005 Dec 8;353(23):2462-76.

Rutgeerts P, Van Assche G, Vermeire S. Review article: Infliximab therapy for inflammatory bowel disease-seven years on. Aliment Pharmacol Ther. 2006 Feb 15;23(4):451-63.

Rutgeerts P, Vermeire S, Van Assche G. Mucosal healing in inflammatory bowel disease: impossible ideal or therapeutic target? Gut. 2007 Apr;56(4):453-5.

Sandborn WJ, Hanauer SB, Rutgeerts P, Fedorak RN, Lukas M, MacIntosh DG, Panaccione R, Wolf D, Kent JD, Bittle B, Li J, Pollack PF. Adalimumab for maintenance treatment of Crohn's disease: results of the CLASSIC II trial. Gut. 2007 Sep;56(9):1232-9.

Sands BE, Anderson FH, Bernstein CN, Chey WY, Feagan BG, Fedorak RN, Kamm MA, Korzenik JR, Lashner BA, Onken JE, Rachmilewitz D, Rutgeerts P, Wild G, Wolf DC, Marsters PA, Travers SB, Blank MA, van Deventer SJ. Infliximab maintenance therapy for fistulizing Crohn's disease. N Engl J Med. 2004 Feb 26;350(9):876-85.

Van Assche G, Magdelaine-Beuzelin C, D'Haens G, Baert F, Noman M, Vermeire S, Ternant D, Watier H, Paintaud G, Rutgeerts P. Withdrawal of immunosuppression in Crohn's disease treated with scheduled infliximab maintenance: a randomized trial. Gastroenterology. 2008 Jun;134(7):1861-8.

Vermeire S, van Assche G, Rutgeerts P. Review article: Altering the natural history of Crohn's disease - evidence for and against current therapies. Aliment Pharmacol Ther. 2007 Jan 1;25(1):3-12.

Sicherheitsaspekte von anti-TNFα-Therapien

5. Sicherheitsaspekte von anti-TNFα-Therapien

5.1. Einleitung

Aufgrund ihrer zentralen immunmodulierenden Wirkung wurden die Sicherheit und das Nebenwirkungsprofil von TNFα-Antikörpern intensiv untersucht. Allerdings ist die bisherige Beobachtungsdauer insbesondere für Adalimumab und Certolizumab zu kurz, um potentielle Langzeitrisiken endgültig beurteilen zu können. Bei den bisher beobachteten Nebenwirkungen von anti-TNFα-Antikörpern spielen vor allem ein erhöhtes Risiko für bakterielle Infektionen, die Reaktivierung einer Tuberkulose und Infusionsreaktionen eine Rolle. Insbesondere bei gleichzeitiger Therapie mit Immunsuppressiva wird ein potentiell erhöhtes Risiko für bestimmte lympho-proliferative Erkrankungen diskutiert. Auch die Sicherheit bei der Anwendung in Schwangerschaft und Stillzeit sind wichtige Themen bei der Medikamentensicherheit. Seit der ersten Zulassung von TNFα-Antikörpern sind weltweit bislang schätzungsweise über eine Million Patienten mit rheumatoider Arthritis, Psoriasis, ankylosierender Spondylitis und chronisch entzündlichen Darmerkrankungen (CED) mit anti-TNFα-Antikörpern therapiert worden, so dass sich aus kontrollierten klinischen Studien, Fallberichten und Postmarketing-Daten die im Folgenden näher dargestellten Sicherheitsdaten für die in der CED-Therapie verwendeten Antikörper Infliximab, Adalimumab sowie Certolizumab ergeben.

5.2. Infliximab

■ Infektionen

In den beiden größten prospektiven Studien zur Infliximab-Therapie bei M. Crohn-Patienten ACCENT I und ACCENT II lag die Inzidenz für ernsthafte Infektionen zwischen 3 und 6 % [1, 2]. Klinisch imponierten hierbei insbesondere Lungen- und Hautinfektionen (letztere vor allem durch Herpesviren). Neben dem Risiko einer Tbc-Reaktivierung (s. unten) stellen auch andere intrazelluläre Pathogene wie z.B. die Histoplasmose oder Cytomegalieviren ein potentielles Risiko für eine Reaktivierung unter der anti-TNFα-Antikörper-Therapie dar [3-5].

Entsprechend den Daten des TREAT-Registers, in das bis August 2004 6290 Patienten, darunter 3179 Infliximab-behandelte Patienten, eingeschlossen wurden, war eine Infliximab-Behandlung in der Multivarianzanalyse kein unabhängiger Risikofaktor für schwere Infektionen (OR: 0,99; 95 % CI 0,64-1,54); allerdings war das Auftreten von Infektionen in der unkorrigierten Analyse häufiger in der Infliximab-Gruppe [6]. Unabhängige Risikofaktoren für schwere Infektionen, die auch in der Multivarianzanalyse signifikant blieben, waren dagegen der Einsatz von Prednison, ein vermehrter Schmerzmitteleinsatz und moderate bis schwere Krankheitsaktivität [6]. Das erhöhte Infektionsrisiko bei gleichzeitigem Einsatz von Infliximab und Kortikosteroiden deckt sich auch mit den Erfahrungen aus anderen Studien [7, 8]; insbesondere bei älteren Patienten kam es unter dieser Kombination z.T. zu tödlichen Verläufen [7], so dass bei dieser Konstellation eine besonders strenge Indikationsprüfung und Therapieüberwachung gefordert werden muss.

Neben den typischen Erregern bakterieller Infektionen und Tbc-Infektionen werden unter anti-TNFα-Therapie auch gehäuft virale Erreger (u.a. Cytomegalieviren) und seltene opportunistische Infektionen mit Erregern wie *Pneumocystis jiroveci (carinii), Listeria monocytogenes, Nocardia, Toxoplasma gondii, Histoplasma capsulatum, Coccidioides immitis,* Legionellen sowie *Candida-* und *Aspergillus-*Spezies beobachtet. Insbesondere seltene Pilzinfektionen scheinen unter TNFα-Antikörper-Therapie vermehrt aufzutreten. So lagen der *Food and Drug Adminstration* (FDA) im September 2008 240 Berichte über Histoplasmose bei Patienten vor, die Infliximab (n=207), Etanercept (n=17) oder Adalimumab (n=16) erhalten hatten. Allerdings traten die meisten der in den USA beobachteten Fälle in Flussregionen am Ohio und Mississippi auf, wo *Histoplasma capsulatum* endemisch vorkommt [9]. Laut FDA ist eine weitere Histoplasmose auch bei einem Patienten aufgetreten, der mit Certolizumab behandelt wurde [9]. Der FDA liegen außerdem Berichte vor, bei denen Patienten, die mit anti-TNF-Antikörpern behandelt wurden, an Kokzidiodomykose und Blastomykose erkrankten, die bei einem Teil der Patienten tödlich endeten [9].

■ Infektion mit Tuberkulose

Insbesondere in der Anfangsphase der Therapie mit TNFα-Antikörpern Ende der neunziger Jahre stellte das Risiko einer Tuberkulose-Reaktivierung auch in Ländern mit niedriger Tbc-Inzidenz eine der gefürchtetsten Komplikationen dar, was schon im Jahre 2000 zu einer Sicherheitswarnung der *European Agency for the Evaluation of Medicinal Products* (EMEA) führte [10]. Die EMEA berichtete von 28 Tbc-Fällen unter den ersten 100.000 mit Infliximab behandelten Fällen [10]. Eine detailliertere Analyse von Keane et al. im Mai 2001 wies 70 Tbc-Fällen in einer Kohorte von insgesamt 147.000 Infliximab-behandelten Patienten nach [11]. Hierbei kam es durchschnittlich nach einer Therapiedauer von 12 Wochen zum Auftreten der Tbc-Infektion [11]. Über ein erhöhtes Risiko für die Reaktivierung einer Tuberkulose wurde bislang von Patienten unter Therapie mit allen TNFα-Antikörpern berichtet, jedoch scheint das Risiko unter Therapie mit Infliximab und Adalimumab größer zu sein als unter Etanercept [12], das bei CED allerdings wirkungslos ist. Vor Anwendung aller TNFα-Antikörper wird daher von der *American Thoracic Society* ein Screening auf latente Tbc mittels Hauttest und Röntgenuntersuchung empfohlen [13]. Seit Einführung dieses routinemäßigen Screenings konnte die Inzidenz der Tbc unter Therapie mit TNFα-Antikörpern deutlich reduziert werden [14, 15], stellt jedoch nach wie vor eine der ernstzunehmendsten Komplikationen dieser Therapieform dar. Patienten mit einem positiven Tuberkulin-Hauttest (insbesondere ohne vorausgegangene BCG-Impfung) ohne Zeichen einer aktiven Tbc im Röntgen, bei denen eine Infliximab-Therapie indiziert ist, sollten eine Isoniazid (INH)-Prophylaxe (300 mg/d) über 6 Monate unter gleichzeitiger Gabe von Pyridoxin (Vitamin B6) zur Prophylaxe einer INH-induzierten Neuropathie erhalten [16]. Die INH-Prophylaxe sollte 2-4 Wochen vor der ersten Infliximab-Infusion gegeben werden [16].

■ Infusionsreaktionen und Bildung von Antikörpern gegen Infliximab

Patienten unter Infliximab-Therapie können Antikörper gegen Infliximab entwickeln (HACA: *human anti-chimera antibodies*). In der ACCENT I- und ACCENT-II-Studie entwickelten insgesamt 3-6 % der 484 mit Infliximab behandelten Patienten derartige Antikörper, wodurch sich das Risiko für Infusionsreaktionen um den Faktor 2 (16 %-30 %) gegenüber Patienten ohne Antikörper gegen Infliximab (8-16 %) erhöhte [1, 2]. Hierbei scheint eine episodische Therapie in unregelmäßigen Abständen ein höheres Risiko für die Antikörperbildung zu haben (30 %-61 %) als eine Erhaltungstherapie mit Infusionen im 8-wöchigen Abstand (7-10 %) [17]. Auch scheinen Patienten mit einer kombinierten immunsuppressiven Therapie ein geringeres Risiko für die Antikörperbildung zu haben (10-43 %) als Patienten ohne eine solche Therapie (18-75 %) [17, 18]. Die Prävalenz für Infusionsreaktionen wurde in den ACCENT I- und II-Studien sowohl in der Placebo- als auch in der Infliximab-Gruppe insgesamt mit 9-11 % angegeben. Auch in der ACT 1- und ACT 2-Studie bei Infliximab-behandelten Patienten mit Colitis ulcerosa traten mit 9,9 % etwa mit gleicher Häufigkeit akute Infusionsreaktionen auf [19]. Klinisch berichten die Patienten mit Infusionsreaktionen häufig über Juckreiz, Urtikaria, Kopfschmerzen, Schwindel, Übelkeit, Dyspnoe oder Thoraxschmerzen. Bei etwa 3 % der Patienten wurde etwa 7-14 Tage nach Infusion eine verzögerte Infusionsreaktion mit Fieber, Myalgien, Arthralgien oder Hautveränderungen beobachtet. In der retrospektiven Analyse von Colombel et al. der ersten 500 Infliximab-behandelten Patienten an der Mayo-Klinik wurden akute Infusionsreaktionen bei 3,8 % der Patienten beobachtet [7]. In dieser Studie fand sich ebenfalls bei 3,8 % der Patienten eine *serum sickness-like disease* im Sinne einer verzögerten Infusionsreaktion, die bei der Mehrzahl der Patienten auf Infliximab zurückgeführt wurde [7]. In einer eigenen Analyse der ersten 100 mit Infliximab behandelten Patienten an unserer Klinik fanden wir 2 Patienten mit akuter Infusionsreaktion und einen Patienten mit verzögerter Infusionsreaktion [20], wobei im Langzeitverlauf auch bei uns mehr als 10 % aller Infliximab-behandelten Patienten Infusionsreaktionen aufwiesen (eigene, bisher unpublizierte Daten). Insgesamt zeigen die beobachteten Infusionsreaktionen eher milde bis moderate Verlaufsformen, führen jedoch oftmals zu einem Effektivitätsverlust der Infliximab-Therapie und der Notwendigkeit eines Therapieabbruchs. Bei Auftreten einer akuten Infusionsreaktion erfolgt ein Abbruch der Infusion und der Patient wird je nach Schweregrad der Reaktion symptomatisch mit Antihistaminika und Steroiden therapiert (☞ Tab. 5.5). Interessanterweise waren in der ACT 1- und ACT 2-Studie akute und verzögerte Infusionsreaktionen in der Placebo- und Infliximab-Gruppe gleich häufig [19], so dass bei leichten Infusionsreaktionen der Versuch einer erneuten Gabe unter Steroid- und Antihistamin-Schutz mit verzögerter Infusionsgeschwindigkeit erfolgen kann.

■ Lupus-ähnliche Symptome

Unter der Anwendung von TNFα-Antikörpern wurde ein häufigeres Auftreten von Autoantikörpern, insbesondere von antinukleären Antikörpern (ANA) und Antikörpern gegen doppelsträngige DNA (anti-dsDNA) beobachtet. So wurden beispielsweise unter Therapie mit Infliximab in der ACCENT I- und ACCENT II-Studie bei 23-34 % der Patienten anti-dsDNA und bei 46-56 % der Patienten ANA nachgewiesen [1, 2]. Jedoch zeigten nur 0,2 % der Patienten klinische Symptome eines Medikamenten-induzierten Lupus [1, 2], so dass das Risiko derzeit als sehr gering einzustufen ist und keine Empfehlungen zur routinemäßigen Kontrolle von Autoantikörpern bei Patienten unter Infliximab-Therapie vorliegen. Bei Patienten mit Symptomen eines Medikamenten-induzierten Lupus wie Arthralgien oder Serositis wird die Beendigung der TNFα-Antikörper-Therapie empfohlen. Dagegen ist die Entwicklung von ANA unter Infliximabtherapie kein Grund für einen Therapieabbruch [16]. Pathogenetisch unklar sind weiterhin auch das beobachtete Auftreten von Autoimmunhepatitiden und anderer hepatotoxische Reaktionen unter Infliximab [21-24].

■ Neoplasien und lymphoproliferative Erkrankungen

Seit Einführung der anti-TNFα-Antikörper in die CED-Therapie wird eine erhöhte Inzidenz von Lymphomen unter dieser Therapie spekuliert. Allerdings muss bei den unter anti-TNF-Therapie aufgetretenen Lymphomen die generell erhöhte Lymphomrate bei CED-Patienten berücksichtigt werden. Die vor Kurzem präsentierten Daten der großen französischen CESAME-Studie gehen von einer Verdopplung der Lymphomrate bei CED-Patienten aus, wobei die Mehrzahl der hier untersuchten CED-Patienten mit Lymphomen unter einer immunsuppressiven Therapie standen [25]. Auch eine Metaanalyse bisheriger Kohortenstudien demonstrierte ein 4fach erhöhtes Lymphomrisiko für CED-Patienten unter Thiopurin-Therapie im Vergleich zu CED-Patienten ohne eine derartige Therapie [26]. Eine kürzlich publizierte Meta-Analyse von 26 Studien zu Infliximab, Adalimumab und Certolizumab, die 8843 Patienten (18.296 Patientenjahren entsprechend) einschloss, zeigte ein erhöhtes Lymphomrisiko im Vergleich zur Thiopurin-Therapie mit einer Inzidenzraten-Ratio (IRR) von 1,50, allerdings mit einem sehr weiten Konfidenzintervall (95 % CI 0,43-6,57), das keine Signifikanz aufwies [27]. Insgesamt war das beobachtete Lymphom-Risiko bei diesen Patienten gegenüber den in der *Surveillance Epidemiology & End Results Registry* (SEER) aufgezeichneten Daten mit einer IRR von 2,88 (95 % CI 1,19-6,50) erhöht [27], was den initial genannten Daten eines generell erhöhten Lymphomrisikos bei CED-Patienten entspricht. Eine Analyse von Daten aus der *National Data Bank for Rheumatic Diseases* (NDB) demonstrierte kein erhöhtes Lymphomrisiko von 10.815 anti-TNF-Antikörper-behandelten Patienten mit Rheumatoid Arthritis in einer Gesamtkohorte von 19.591 Patienten (entsprechend einem Follow-up von 89.710 Lebensjahren) [28].

Nach einem Bericht von 8 Fällen des insgesamt sehr seltenen hepatosplenischen T-Zell-Lymphoms (HSTCL) nach Infliximab- und Thiopuringabe bei jungen Patienten [29] richtete sich die Aufmerksamkeit vor allem auf diese sehr seltene, aber meist letal endete Lymphomform. HSTCL ist eine extrem seltene Form des Non-Hodgkin-Lymphoms, wobei die meisten Fälle von γδT-Zellen abstammen, aber auch einzelne αβT-Zell-Varianten beschrieben wurden. Bisher wurden etwa 150 Fälle eines HSTCL publiziert; davon entfielen 22 Fälle auf CED-Patienten [30]. 14 dieser 22 HSTCL-Fälle bei CED-Patienten traten unter kombinierter Therapie mit Thiopurinen (Azathioprin oder 6-Mercaptopurin) und Infliximab auf, 2 dieser Fälle unter Thiopurinen, Infliximab und Adalimumab [30]. 6 weitere HSTCL-Fälle mit CED wurden mit Thiopurin-Monotherapie und nicht mit anti-TNF-Therapie behandelt [30]. Dagegen gibt es bisher keinen beschriebenen Fall eines CED-Patienten, bei dem die alleinige anti-TNFα-Therapie zu einem HSTCL geführt hätte, so dass Thiopurinen bei der HSTCL-Entstehung ursächlich wahrscheinlich die größere Bedeutung als den anti-TNFα-Antikörpern zuzuschreiben ist. Außerdem müssen die 17 mit anti-TNFα-Antikörpern in Verbindung gebrachten HSTCL-Fälle, die fast alle in Kombination mit Thiopurinen behandelt wurden [30], vor dem großen Hintergrund von etwa 1 Million mit anti-TNFα-Antikörpern behandelten Patienten gesehen werden. Das in der Anfangsphase des Infliximab-Einsatzes bei CED-Patienten häufig propagierte Vorgehen einer gleichzeitigen Dauertherapie von Infliximab mit Thiopurinen zur Verringerung der Immunogenität von Infliximab mit verminderter Antikörperbildung gegen Infliximab wird allerdings zunehmend verlassen, da es wenig synergistische Effekte gibt und die Immunogenität von Infliximab bei korrekter Einhaltung des Applikationsintervalls nur minimal reduziert wird [31, 32]. Im Gegensatz dazu steigt gerade das Risiko für opportunistische Infektionen [33] und wahrscheinlich auch das HSTCL-Risiko an.

Die bisher nur in Abstract-Form veröffentlichten Daten der SONIC-Studie sprechen allerdings dafür, dass steroidfreie Remissionen (nach 26 Wochen Therapie) signifikant häufiger bei Patienten auftreten, die kombiniert mit Infliximab und Azathioprin behandelt wurden (56,8 %), als bei Patienten, die nur mit Azathioprin (30,6 %; p<0,001 vs. Kombinationstherapie) oder nur mit Infliximab (44,4 %; p=0,022 vs. Kombinationstherapie) behandelt wurden [94]. Die kombinierte Therapie scheint daher in der Induktionsphase Vorteile zu haben, während die erhöhten Risiken gegen eine Langzeittherapie mit Infliximab und Thiopurinen sprechen, was aber durch weitere Studien klarer definiert werden muss.

Neben dem potentiell erhöhten Risiko für HSTCL wurde auch das Risiko von anti-TNFα-Therapien auf solide Tumore untersucht, wobei kein eindeutig signifikanter Effekt dieser Therapien nachzuweisen war. In der ACCENT II-Studie (n=306 M. Crohn-Patienten) entwickelte kein Patient während der Studie ein Malignom; allerdings traten im Langzeit-Follow-up zwei Fälle eines Rektumkarzinoms bei Patienten mit mindestens 20jähriger Erkrankungsdauer auf [2]. In einer anderen Studie fanden Biancone et al. unter 404 mit Infliximab behandelten M. Crohn-Patienten 9 Fälle mit einer Tumorentwicklung (2,2 %), während 7 Fälle in einer gleichgroßen Kohorte auftraten (p=0,40), so dass aus dieser Studie ebenfalls kein erhöhtes Tumorrisiko für Infliximab geschlussfolgert wurde [34]. In der retrospektiven Analyse von Colombel et al.[7] von 500 M. Crohn-Patienten, die mit Infliximab behandelt wurden, entwickelten 9 Patienten Malignome, wovon 3 als möglicherweise Infliximab-assoziiert eingestuft wurden (Lungenkarzinom n=2; Non-Hodgkin-Lymphom n=1). Allerdings hatten 2 dieser 3 Patienten eine gleichzeitige Medikation mit Azathioprin. In einer italienischen Studie, in der 40 M. Crohn- und 10 Colitis ulcerosa-Patienten unter Infliximab-Therapie nachuntersucht wurden, entwickelten 3 Patienten solide Tumore (Magenkarzinom, Endometrium-Tumor, Mamma-Karzinom), wobei ebenfalls 2 dieser 3 Patienten unter gleichzeitiger Azathioprin-Therapie standen [35]. Ähnlich wie bei der Entstehung von HSTCL wird daher die Kombinationstherapie mit Thiopurinen als potentieller Risikofaktor diskutiert.

Interessanterweise gibt es auch mehrere aktuelle Pilotstudien, bei denen Infliximab bei Tumorpatienten therapeutisch eingesetzt wurde. So zeigte eine kleine Pilotstudie bei Patienten mit fortgeschrittenen Tumorerkrankungen einen positiven Effekt auf die Allgemeinsymptome einer Tumorerkrankungen wie Schwäche und Abgeschlagenheit [36], während zwei anderen Studien keine gravierenden Nebenwirkungen von Infliximab bei Patienten mit fortgeschrittener Tumorerkrankung zeigten [37, 38]. In einem Pankreaskarzinom-Mausmodell zeigte Infliximab darüber hinaus einen antiproliferativen und antimetastatischen Effekt [39].

■ Perioperative Komplikationen

Durch die häufige Notwendigkeit chirurgischer Eingriffe bei CED-Patienten stellt die Anwendung von Infliximab vor OP und das Auftreten perioperativer Komplikationen einen wichtigen Aspekt dar. Die zwei größten bislang durchgeführten retrospektiven Analysen konnten kein vermehrtes Auftreten perioperativer Komplikationen bei Infliximab-behandelten Patienten feststellen [40, 41]. Im Vergleich zu Kortikosteroiden und Immunsuppressiva, die ein erhöhtes Risiko für die perioperative Morbidität von M. Crohn-Patienten zeigten [42], wiesen die bislang durchgeführten Studien keine signifikant erhöhten Infektionszahlen nach OP nach. Auch konnten die ACCENT-I- und -II-Studien kein erhöhtes perioperatives Risiko nach Infliximab-Gabe feststellen [1, 2]. Aufgrund der Steroid-einsparenden Wirkung von TNFα-Antikörpern ist daher tendenziell eher von einem reduzierten Risiko für perioperative Komplikationen durch eine vorangegangene Infliximab-Therapie auszugehen. Weitere Studien werden zur Klärung dieser Fragestellung beitragen.

■ Neurologische Erkrankungen

Infliximab und andere anti-TNF-Antikörper wurden mit seltenen Fällen einer optischen Neuritis, Krampfanfällen und Auftreten oder Verschlechterung demyelinisierender Erkrankungen wie der multiplen Sklerose in Verbindung gebracht [19, 43-49]. So wurde in der Studie von Gupta et al. [49] ein erhöhtes Risiko für demyelinisierende Erkrankungen bei CED-Patienten beschrieben; der genaue Zusammenhang mit medikamentösen Therapieformen ist jedoch bislang nicht vollständig geklärt. Generell gilt die Empfehlung, Patienten mit vorbestehenden demyelinisierenden Erkrankungen wie beispielsweise der multiplen Sklerose nicht mit TNFα-Antikörpern zu behandeln. Im Gegensatz zu Natalizumab sind unter Infliximab aber bisher keine Fälle einer progressiven multifokalen Leukenzephalopathie beschrieben worden [16].

■ Anwendung bei Herzerkrankungen

Durch Studien mit Infliximab und Etanercept bei Patienten mit schwerer chronischer Herzinsuffizienz (NYHA III und IV) konnte eine signifikante Verschlechterung der Herzfunktion unter Therapie mit TNFα-Antikörpern gezeigt werden [50]. Eine Anwendung von TNFα-Antikörpern bei Patienten mit fortgeschrittener Herzinsuffizienz (NYHA III und IV) ist daher kontraindiziert. Auch bei Patienten mit einer Herzinsuffizienz NYHA I und II sollte die Indikationsstellung für eine anti-TNF-Therapie besonders streng erfolgen und ein engmaschiges Monitoring bzgl. kardiovaskulärer Funktionseinschränkungen durchgeführt werden [50]. Pathogenetisch vermutet man eine zytotoxische Wirkung der TNFα-Antikörper auf Myozyten, die selbst TNFα auf ihrer Zellwand exprimieren und apoptotische bzw. zytotoxische Reaktionen auf Infliximab-Gabe zeigen.

■ Anwendung bei Patienten mit viraler Hepatitis

Auch bei der Anwendung von TNFα-Antikörpern bei Patienten mit chronischer viraler Hepatitis (Hepatitis B und C) gibt es bislang nicht genügend aussagekräftige Daten, die eine allgemeine Therapieempfehlung ermöglichen würden. Studien aus der Rheumatologie zeigten ein sicheres Anwendungsprofil ohne Auswirkung auf die Transaminasenwerte oder Viruslast bei Hepatitis B und C [51-53]; allerdings gibt es auch neuere Fallberichte über Hepatitis B-Reaktivierungen bei M. Crohn-Patienten unter Infliximab-Therapie [54-56]. Insgesamt ist daher die Anwendung von TNFα-Antikörpern bei Patienten mit viraler Hepatitis eher zurückhaltend zu bewerten. Ein Hepatitis-Screening vor Beginn einer TNFα-Antikörper-Therapie in Risikogruppen bzw. eine prophylaktische Gabe von Nukleosidanaloga in Hepatitis-B-positiven Patienten sollte diskutiert werden.

■ Anwendung bei HIV-positiven Patienten

Die Anwendung von TNFα-Antikörpern bei HIV-positiven Patienten wurde bislang nur in wenigen Studien und Fallberichten untersucht und sollte daher mit Zurückhaltung erfolgen. Bisherige Studien aus der Rheumatologie und Dermatologie mit limitierten Patientenzahlen [57-60] berichten von einer guten Verträglichkeit mit stabilen CD4-Zahlen sowie unveränderter HIV-Viruslast. Auch bei CED-Patienten wurden einzelne Fälle von Infliximab-Anwendung ohne Auswirkungen auf den Virusstatus berichtet [61], was auch unserer Erfahrung bei der Therapie eines HIV-positiven M. Crohn-Patienten mit Infliximab entspricht (Eigene, bisher nicht publizierte Ergebnisse).

■ Anwendung in Schwangerschaft und Stillzeit

Nach wie vor gibt es für alle derzeit verfügbaren anti-TNFα-Antikörper keine Zulassung während Schwangerschaft und Stillzeit. Frauen im gebärfähigen Alter wird eine adäquate Empfängnisverhütung empfohlen, die über mindestens 6 Monate nach der letzten Infusion fortgeführt werden sollte. Basierend auf retrospektiven Studien und Fallberichten klassifiziert die FDA TNFα-Antikörper derzeit jedoch als Risikoklasse B ein, da sich aus den bisherigen limitierten Studiendaten keine negativen Effekte auf den Verlauf der Schwangerschaft schließen lassen [62-68]. Neben der fehlenden Zulassung von anti-TNFα-Antikörpern in der Schwangerschaft werden Studien durch die Tatsache erschwert, dass bei M. Crohn-Patienten *per se* von einer höheren Rate an Aborten, Frühgeburten, fetalen Entwicklungsdefiziten und Kindern mit niedrigem Geburtsgewicht auszugehen ist [69].

In der Studie von Katz et al. [63] an 131 Patientinnen mit CED und Rheumatoider Arthritis unter Infliximabtherapie konnte keine erhöhte Häufigkeit von Fehlgeburten oder kongenitalen Fehlbildungen festgestellt werden. Untersuchungen von Schnitzler et al. zeigten bei 18 Patientinnen, bei denen in den beiden ersten Trimestern zur Remissionserhaltung die Infliximab-Therapie nicht abgebrochen wurde, keine fetalen Missbildungen, woraus gefolgert wurde, dass bei schwangeren Patientinnen die potentiellen Infliximab-Risiken auf den Fetus geringer als der potentielle Nutzen der Infliximab-Therapie auf die Remissionserhaltung ist [66]. In einer Studie von Mahadevan et al. bei 10 schwangeren Frauen unter Infliximab kam es ebenfalls zu keiner kongenitalen Missbildung [67]. In der Studie von Schnitzler et al. wurde die Infliximab-Therapie allerdings im letzten Trimester wegen des erhöhten maternofetalen Transports von IgG-Antikörpern (und damit auch von Infliximab) im letzten Schwangerschaftsdrittel beendet [66]. Während die Arbeitsgruppe von Rutgeerts et al. daher bei schwangeren Patientinnen mit schwerwiegendem M. Crohn die Infliximab-Therapie während der ersten 20 Schwangerschaftswochen (Infusion alle 8 Wochen) fortsetzt [16], sind die bisherigen Fallzahlen noch zu gering, um daraus – insbesondere auch bei fehlender Medikamentenzulassung in der Schwangerschaft - eine allgemeine Therapieempfehlung abzuleiten.

5.3. Adalimumab

Auch die Sicherheit des vollhumanen Antikörpers Adalimumab wurde in großen multizentrischen Studien wie z.B. der CLASSIC I-Studie [70], der CLASSIC II- [71] und der CHARM-Studie [72] sowie weiteren *open label*-Studien [73, 74] und in einer retrospektiven Analyse an unserem CED-Zentrum [75] untersucht. Hierbei zeigte sich als häufigste Nebenwirkung das Auftreten von Reaktionen an der Injektionsstelle, welche bei 29,3 % der Patienten unter Adalimumab und 16 % der Patienten in der Placebo-Gruppe der CLASSIC I-Studie beobachtet wurde [70]. Dies entspricht auch unseren eigenen Erfahrungen bei der Adalimumab-Therapie [75]. In allen bislang durchgeführten Studien zeigte sich ein insgesamt gutes Verträglichkeitsprofil; als häufige Nebenwirkungen wurden Übelkeit, Erbrechen oder Myalgien beschrieben [75]. Auch bei pädiatrischen Patienten mit CED zeigte Adalimumab in bisherigen Studien ein gutes Sicherheitsprofil [76].

Ähnlich wie Infliximab scheint auch unter Adalimumab das Risiko für infektiöse Komplikationen, Reaktivierung einer Tuberkulose, pulmonale Komplikationen und vaskulitische Nebenwirkungen erhöht zu sein [15, 77-82]. So wurden in einer im Jahr 2005 in den USA durchgeführten Postmarketing-Analyse an Patienten mit rheumatoider Arthritis (insgesamt 78522 Patientenjahre mit Adalimumab-Exposition) 17 Fälle von Tbc-Reaktivierung gemeldet (dies entspricht 0,02 pro 100 Patientenjahre) [15]. In der klinischen Praxis sind daher die gleichen Screening- und Sicherheitsvorschriften wie unter Infliximab beschrieben zu beachten.

In den bisherigen Studien konnte keine sichere Assoziation mit Lymphomen und Neoplasien nachgewiesen werden, jedoch müssen weitere Langzeitdaten abgewartet werden. Allerdings wurden im Juli 2008 von der Herstellerfirma drei Fälle eines hepatosplenischen T-Zell-Lymphoms (HSTCL) seit Erstzulassung im Dezember 2002 gemeldet [30]. Darunter findet sich auch ein Patient mit rheumatoider Arthritis, der bisher nicht mit Thiopurinen, sondern nur mit Kortikosteroiden behandelt wurde [30]. Es ist damit der einzig beschriebene Fall eines HSTCL unter anti-TNF-Therapie, bei dem keine gleichzeitige Thiopurin-Gabe erfolgte [30]. Auch in unserer Patientenkohorte kam es bei einem M. Crohn-Patienten zu einem HSTCL, der nach einer Infliximabtherapie mit Adalimumab behandelt wurde und auch eine Azathioprin-Medikation hatte (eigene bisher unpublizierte Daten). Der fast immer letale Ausgang dieser Erkrankung sollte daher zu einem kritischen Überdenken der bis vor Kurzem propagierten gleichzeitigen Gabe von anti-TNFα-Antikörpern und Thiopurinen führen. Insbesondere 6 Monate nach Beginn einer anti-TNFα-Therapie scheint die konkomitante Thiopurin-Gabe keinen sicheren additiven Nutzen bzgl. Remissionserhaltung zu haben [32] während das Nebenwirkungsrisiko erhöht ist.

Die Humanisierung therapeutischer Antikörper kann das Auftreten von Antikörpern gegen TNFα-Antikörper reduzieren, aber nicht zu 100 %. Auch vollständig humanisierte, künstlich hergestellte Proteine können sich von natürlich vorkommenden Antikörpern unterscheiden und daher die Bildung von Antikörpern hervorrufen. In der CLASSIC I-Studie kam es bei nur 0,7 % der Patienten zur Bildung von Antikörpern gegen Adalimumab, und auch in der CLASSIC II-Studie war die Bildung von Antikörpern gegen Adalimumab mit insgesamt 2,6 % (unter 269 Patienten) sehr gering. In keiner der bislang publizierten Studien zu Adalimumab wurde das Auftreten von schweren Infusions- oder Hypersensitivitätsreaktionen beschrieben. Jedoch gibt es vereinzelt Fallberichte von Adalimumab-induziertem Lupus [83], die weiterer Klärung bedürfen.

Adalimumab ist nicht in der Schwangerschaft zugelassen, und aufgrund der insgesamt noch kurzen Einsatzdauer dieses Medikaments gibt es wesentlich weniger Daten zur Sicherheit in der Schwangerschaft als dies bei Infliximab der Fall ist. Im Wesentlichen beschränken sich die Daten auf wenige Fallberichte, bei denen es während der Frühschwangerschaft unabsichtlich zu einer Adalimumab-Exposition (ohne "*intention to treat*") kam [84-86]. Diese wenigen Fallberichte beschreiben erfolgreiche Schwangerschaften ohne kindliche Fehlbildungen. Auch an unserer Klinik kam es bei einer Patientin, die erfolgreich mit Adalimumab in Remission gehalten werden konnte, zu einer Schwangerschaft, wobei bis zur Diagnose der Schwangerschaft in der 7. Schwangerschaftswoche drei "unintended" Adalimumab-Gaben erfolgten (insgesamt erhielt die Patientin 18 Adalimumabgaben). Nach der Diagnose der Schwangerschaft wurde Adalimumab sofort abgesetzt und die Schwangerschaft verlief problemlos bis zur Geburt eines gesunden Kindes in der 40. Schwangerschaftswoche (Jürgens M et al., bisher unpublizierte persönliche Mitteilung). In einer Studie wurden sogar Patienten mit rekurrierendem Spontanabort (RSA) mit der "*intention to treat*" mit anti-TNFα-Inhibitoren behandelt [87]. In dieser Studie wurden 17 Frauen mit Antikoagulanzien, intravenösen Immunglobulinen und einem anti-TNFα-Inhibitor (Adalimumab: n=14 oder Etanercept: n=3) behandelt, wobei der Anteil an Lebendgeburten (71 %) in dieser Gruppe signifikant höher war als in einer Vergleichsgruppe (n=21; Lebendgeburten: 19 %; p=0,0026), die nur mit Antikoagulanzien behandelt wurde [87]. Der Effekt von Adalimumab auf die Spermatogenese ist unbekannt und derzeit gibt es dazu noch keine publizierten Daten [64].

5.4. Certolizumab

Die ersten größeren Studien zu Certolizumab bei CED-Patienten zeigten ähnliche Nebenwirkungsprofile in der Certolizumab-Gruppe wie in der Placebo-Gruppe [88, 89]. Hierbei wurden insbesondere Kopfschmerzen, Verstärkung der M. Crohn-Krankheitsaktivität, Harnwegsinfektionen, unspezifische abdominelle Schmerzen, Fieber und Übelkeit genannt [88, 89]. Häufigste Infektion in der PRECISE 1-Studie waren Nasopharyngitiden (13 %), die auch bei 8 % der Placebogruppe auftraten [90]. Schwere Infektionen traten bei 2 % der Certolizumab-behandelten Patienten in der PRECISE 1-Studie [90] und bei 3 % der behandelten Patienten in der PRECISE 2-Studie [91]. Zudem betrug die Prävalenz für Nebenwirkungen an der Injektionsstelle (Brennschmerz, Erythem, Juckreiz und Entzündung) in dieser Studie 5 % in der Certolizumab-Gruppe verglichen mit 2,7 % in der Placebo-Gruppe [89].

In der PRECISE 1-Studie traten bei 8 % der Patienten Antikörper gegen Certolizumab auf [90], in der PRECISE 2-Studie (n=668) bei 9 % [91]. 8 % der Certolizumab-behandelten Patienten in der PRECISE 2-Studie entwickelten außerdem ANA [91]. Bei den bisherigen Studien mit Certolizumab wurden bisher keine Fälle von Medikamenten-induziertem Lupus beschrieben [92]. In der PRECISE 2-Studie traten auch bei keinem der Patienten solide oder hämatopoetische Neoplasien auf [91], während in der PRECISE 1-Studie bei zwei Certolizumab-behandelten Patienten Malignome dokumentiert wurden (1 metastasiertes Lungen-Karzinom und 1 Rektum-Karzinom) [90]. Im Gegensatz zu Infliximab und Adalimumab gibt es bisher auch keinen beschriebenen Fall eines HSTCL nach Certolizumab-Gabe [30]. Weitere Daten aus der klinischen Anwendung außerhalb von kontrollierten Studien werden nach der zu erwartenden klinischen Zulassung zur Klärung des genauen Sicherheitsprofils von Certolizumab beitragen.

Da Certolizumab noch ein relativ junges Medikament ist, gibt es keine publizierten Daten bzgl. seines Einsatzes in der Schwangerschaft [64]. Es wird gegenwärtig empfohlen, während und 4 Monate

5.4. Certolizumab

nach Therapie durch sichere Kontrazeptionsmethoden eine Schwangerschaft zu vermeiden [64]. Eine Studie zeigte, dass es zu keinem Antikörper-Übertritt in die Plazenta und zu keiner Akkumulation in der Milch von laktierenden Ratten kam [93]. In dieser Studie wurden schwangere Ratten mit murinem anti-TNF-IgG1-Antikörpern und pegyliertem Fab-Fragment behandelt. Das pegylierte Fab-Framgent war nur in 2 von 5 fetalen Proben mit einem sehr niedrigen Spiegel nachweisbar; dagegen wurde der murine anti-TNF IgG1-Antikörper mit relativ hohen Spiegeln in allen fetalen Proben gefunden [93]. Das pegylierte Fab-Fragment wurde auch in deutlich niedrigeren Konzentrationen als der IgG1-Antikörper in der Milch 8 Tage postpartum gefunden [93], was ein potentieller Vorteil von Certolizumab bei schwangeren Frauen gegenüber anderen anti-TNF-Therapien sein könnte, sofern der fehlende plazentare Transfer von Certolizumab auch für den Menschen gezeigte werden könnte. Wie für Infliximab und Adalimumab gibt es auch für Certolizumab keine Zulassung in der Schwangerschaft.

 Fazit

Insgesamt sprechen die bisherigen Erfahrungen mit anti-TNFα-Antikörpern für eine gute Verträglichkeit der Biologika. Häufigste Nebenwirkungen sind akute Infusionsreaktionen bei Infliximab und Hautreaktionen an der Einstichstelle bei Adalimumab und Certolizumab sowie ein erhöhtes Risiko für Infektionen bei allen anti-TNF-Antikörpern. Seltene, aber schwerwiegende Nebenwirkungen wie Tbc-Reaktivierungen und opportunistische Infektionen sowie die extrem seltenen, aber meist letalen hepatosplenischen T-Zell-Lymphome (HSTCL) erfordern eine sorgfältige Patientenauswahl und -aufklärung mit intensivem Therapiemonitoring. Daten aus dem TREAT-Register sprechen dafür, dass die Mortalität bei Infliximab-behandelten Patienten gegenüber CED-Patienten ohne Infliximab-Behandlung nicht erhöht ist. Maßnahmen, die vor Beginn einer anti-TNFα-Antikörper-Therapie empfohlen werden, sind in Tab. 5.1 zusammengefasst. Insbesondere sollte nach Kontraindikationen für eine derartige Therapie gezielt gesucht werden (☞ Tab. 5.2). Vor allem bei der Untergruppe von älteren Patienten mit begleitender Kortikoid- oder immunsuppressiver Medikation scheinen schwerwiegende, insbesondere infektiöse Komplikationen unter anti-TNFα-

Therapie gehäuft aufzutreten. Gerade hier sollten strenge Einschlusskriterien gelten und eine intensive Überwachung durchgeführt werden. Patienten sollten über potentielle Nebenwirkungen aufgeklärt werden (☞ Tab. 5.3 + 5.4). Die Gabe von anti-TNFα-Antikörpern sollte nur an Einrichtungen erfolgen, die Sofortmaßnahmen im Falle eines allergischen Schocks einleiten können (☞ Tab. 5.5) und eine Beobachtung der Infliximab-Infusionen durch medizinisches Personal gewährleisten können (☞ Tab. 5.6). Insbesondere bei Infliximab-Gaben sollte eine Nachbeobachtung von mindestens einer Stunde erfolgen und die vorgeschriebenen Therapieintervalle eingehalten werden. Eine Verlängerung der Infliximab-Therapieintervalle von > 8 Wochen (insbesondere > 14 Wochen) führt zu einem deutlich erhöhten Risiko für Infusionsreaktionen.

Für keinen der derzeit verfügbaren anti-TNFα-Antikörper gibt es eine Zulassung während Schwangerschaft und Stillzeit. Aufgrund der insgesamt geringen Anzahl von Patienten, die in der Schwangerschaft behandelt wurden, können hier auch keine endgültigen Empfehlungen gegeben werden, und an unserem Zentrum werden gegenwärtig keine *"intention to treat"*-Behandlungen mit anti-TNF-Antikörpern in der Schwangerschaft durchgeführt. Einzelne Zentren haben bei einem bis zur 20. Schwangerschaftswoche beschränkten Einsatz von Infliximab bei Patientinnen mit schwerem M. Crohn keine erhöhte Missbildungsrate gefunden [66, 67].

- Tuberkulin-Hauttest
- Röntgen Thorax
- Klinisch und anamnestisch Ausschluss einer Herzinsuffizienz NYHA III oder IV
- Laborchemischer Ausschluss einer Leberinsuffizienz
- Laborchemischer und bildgebender Ausschluss einer Infektion oder eines intraabdominellen Abszesses
- Schwangerschaftstest
- Empfehlung einer sicheren Kontrazeption bei Frauen im gebärfähigen Alter
- Aufklärung des Patienten über mögliche Risiken und Nebenwirkungen

Tab. 5.1: Empfohlene Maßnahmen vor Beginn einer TNFα-Antikörper-Therapie.

- Aktive Tuberkulose
- Abszess, schwere Infekte, Sepsis, opportunistische Infektionen
- Herzinsuffizienz NYHA III oder IV
- Leberinsuffizienz
- Demyelinisierende Erkrankung
- Überempfindlichkeit gegenüber murinen Proteinen [1]
- Stillzeit [2]
- Schwangerschaft [3] oder unzuverlässige Empfängnisverhütung

Tab. 5.2. Kontraindikationen für eine TNFα-Antikörper-Therapie. [1] Gilt für die Anwendung von Infliximab (25 % murine Bestandteile). [2] Wegen der Ausscheidung von Immunglobulinen über die Muttermilch sollten Frauen mind. 6 Monate lang nach der Behandlung mit einer TNFα-Antikörper-Therapie nicht stillen. [3] Einzelne Zentren berichten über den Einsatz von Infliximab bei schwangeren M. Crohn-Patienten, die mit anderen Medikamenten nicht in Remission gehalten werden konnten, bis zur 20. Schwangerschaftswoche ohne vermehrtes fetales Fehlbildungsrisiko [66, 67]. Aufgrund der geringen Fallzahl und der fehlenden Zulassung in der Schwangerschaft kann daraus aber noch keine generelle Therapieempfehlung abgeleitet werden.

- Unspezifische Symptome wie Kopfschmerzen, Schwindel, Übelkeit, Pruritus, Fieber
- Infusionsreaktionen bei Infliximab (V.a. Akutreaktionen)
- Reaktionen an der Einstichstelle bei s.c. Injektion (Adalimumab und Certolizumab): Schmerzen, Hautreizung/ -rötung, Pruritus, Urtikaria
- Bakterielle und virale Infekte
- Arthralgien
- Vor allem bei Infliximab: Entwicklung von ANA- und dsDNA-Antikörpern
- Vor allem bei Infliximab: Entwicklung von Antikörpern gegen des Medikament

Tab. 5.3: Häufige Nebenwirkungen einer TNFα-Antikörper-Therapie.

- Reaktivierung einer Tuberkulose
- Opportunistische Infektionen
- Arzneimittelinduzierter Lupus
- Demyelinisierende Erkrankungen, Neuropathien
- Herzinsuffizienz
- Interstitielle Pneumonitis/Fibrose
- (Autoimmun)hepatitis, Leberfunktionsstörungen
- Depression, Apathie, Amnesie
- Hepatosplenisches T-Zell-Lymphom (HSTCL) [1]
- Verzögerte Wundheilung

Tab. 5.4: Seltene Nebenwirkungen einer TNFα-Antikörper-Therapie. [1] HSTCL wurden vor allem bei jungen M. Crohn-Patienten unter gleichzeitiger Therapie mit Azathioprin oder 6-Mercaptopurin beschrieben.

Sofortreaktion
- H1- und H2-Blocker, z.B. 1 Amp. Sostril® und 1 Amp. Fenistil® i.v.
- Hydrocortison 250 mg i.v.
- Bei leichten Infusionsreaktionen ist eine erneute Gabe unter prophylaktischer Hydrocortisongabe (250 mg i.v. 30 Minuten vor Infliximabgabe) mit ggfs. reduzierter Infusionsgeschwindigkeit möglich
Spätreaktion
- Hochdosierte Steroidgabe über 4 – 7 Tage [16]
- Bei leichten Reaktionen ist eine erneute Gabe unter Prednisolon-Prophylaxe (z.B. 40 mg/d für 2 Tage vor und 5-7 Tage nach der Infliximab-Infusion) möglich [16]. Die Umstellung auf einen humanisierten Antikörper sollte aber favorisiert werden.
Prophylaxe von Infusionsreaktionen
- Nach einem Infliximab-freien Intervall von > 14 Wochen wird eine Prophylaxe mit Hydrocortison (250 mg i.v.) empfohlen, um Infusionsreaktionen zu vermeiden.

Tab. 5.5: Therapie der durch Infliximab ausgelösten Infusionsreaktionen.

- Infusion unter Aufsicht von medizinisch ausgebildetem Personal
- Einhaltung des empfohlenen Infusionsintervalls von 2 Stunden
- Nachbeobachtung des Patienten für mindestens eine Stunde
- Notfallinstrumentarium einschl. Kortikosteroide, H1- und H2-Blocker, Adrenalin und Intubationsset in unmittelbarer Nähe zum Infusionsort mit unmittelbarer Verfügbarkeit eines intensivmedizinisch ausgebildeten Arztes
- Dokumentation des Zeitpunktes der Antikörpergabe und Einhalten empfohlener Intervalle (z.B. Infliximab 0, 2, 6 Wochen; dann alle 8 Wochen), möglichst keine Therapieintervalle von > 14 Wochen wegen erhöhter Gefahr allergischer Sofort- und Spätreaktionen

Tab. 5.6: Empfohlene Sicherheitsmaßnahmen bei der Gabe von Infliximab-Infusionen.

5.5. Literatur

1. Hanauer SB, Feagan BG, Lichtenstein GR, Mayer LF, Schreiber S, Colombel JF, Rachmilewitz D, Wolf DC, Olson A, Bao W, Rutgeerts P. Maintenance infliximab for Crohn's disease: the ACCENT I randomised trial. Lancet 2002;359:1541-9.

2. Sands BE, Anderson FH, Bernstein CN, Chey WY, Feagan BG, Fedorak RN, Kamm MA, Korzenik JR, Lashner BA, Onken JE, Rachmilewitz D, Rutgeerts P, Wild G, Wolf DC, Marsters PA, Travers SB, Blank MA, van Deventer SJ. Infliximab maintenance therapy for fistulizing Crohn's disease. N Engl J Med 2004;350:876-85.

3. Wallis RS, Broder M, Wong J, Lee A, Hoq L. Reactivation of latent granulomatous infections by infliximab. Clin Infect Dis 2005;41 Suppl 3:S194-8.

4. Young JD, McGwire BS. Infliximab and reactivation of cerebral toxoplasmosis. N Engl J Med 2005;353:1530-1; discussion 1530-1.

5. Listing J, Strangfeld A, Kary S, Rau R, von Hinueber U, Stoyanova-Scholz M, Gromnica-Ihle E, Antoni C, Herzer P, Kekow J, Schneider M, Zink A. Infections in patients with rheumatoid arthritis treated with biologic agents. Arthritis Rheum 2005;52:3403-12.

6. Lichtenstein GR, Feagan BG, Cohen RD, Salzberg BA, Diamond RH, Chen DM, Pritchard ML, Sandborn WJ. Serious infections and mortality in association with therapies for Crohn's disease: TREAT registry. Clin Gastroenterol Hepatol 2006;4:621-30.

7. Colombel JF, Loftus EV, Jr., Tremaine WJ, Egan LJ, Harmsen WS, Schleck CD, Zinsmeister AR, Sandborn WJ. The safety profile of infliximab in patients with Crohn's disease: the Mayo clinic experience in 500 patients. Gastroenterology 2004;126:19-31.

8. Lichtenstein GR, Yan S, Bala M, Blank M, Sands BE. Infliximab maintenance treatment reduces hospitalizations, surgeries, and procedures in fistulizing Crohn's disease. Gastroenterology 2005;128:862-9.

9. FDA News, 2008. http://www.fda.gov/bbs/topics/NEWS/2008/NEW01879.html.

10. EMEA Public Statement on Infliximab (Remicade). December 20, 2000. http://www.emea.europa.eu/pdfs/human/press/pus/444500en.pdf.

11. Keane J, Gershon S, Wise RP, Mirabile-Levens E, Kasznica J, Schwieterman WD, Siegel JN, Braun MM. Tuberculosis associated with infliximab, a tumor necrosis factor alpha-neutralizing agent. N Engl J Med 2001; 345:1098-104.

12. Keystone EC. Safety of biologic therapies - an update. J Rheumatol Suppl 2005;74:8-12.

13. Targeted tuberculin testing and treatment of latent tuberculosis infection. American Thoracic Society. MMWR Recomm Rep 2000;49:1-51.

14. Carmona L, Gomez-Reino JJ, Rodriguez-Valverde V, Montero D, Pascual-Gomez E, Mola EM, Carreno L, Figueroa M. Effectiveness of recommendations to prevent reactivation of latent tuberculosis infection in patients treated with tumor necrosis factor antagonists. Arthritis Rheum 2005;52:1766-72.

15. Schiff MH, Burmester GR, Kent JD, Pangan AL, Kupper H, Fitzpatrick SB, Donovan C. Safety analyses of adalimumab (HUMIRA) in global clinical trials and US postmarketing surveillance of patients with rheumatoid arthritis. Ann Rheum Dis 2006;65:889-94.

16. Rutgeerts P, Van Assche G, Vermeire S. Review article: Infliximab therapy for inflammatory bowel disease - seven years on. Aliment Pharmacol Ther 2006;23:451-63.

17. Hanauer SB, Wagner CL, Bala M, Mayer L, Travers S, Diamond RH, Olson A, Bao W, Rutgeerts P. Incidence and importance of antibody responses to infliximab after maintenance or episodic treatment in Crohn's disease. Clin Gastroenterol Hepatol 2004;2:542-53.

18. Baert F, Noman M, Vermeire S, Van Assche G, G DH, Carbonez A, Rutgeerts P. Influence of immunogenicity on the long-term efficacy of infliximab in Crohn's disease. N Engl J Med 2003;348:601-8.

19. Rutgeerts P, Sandborn WJ, Feagan BG, Reinisch W, Olson A, Johanns J, Travers S, Rachmilewitz D, Hanauer SB, Lichtenstein GR, de Villiers WJ, Present D, Sands BE, Colombel JF. Infliximab for induction and maintenance

therapy for ulcerative colitis. N Engl J Med 2005; 353:2462-76.

20. Seiderer J, Göke B, Ochsenkuhn T. Safety aspects of infliximab in inflammatory bowel disease patients. A retrospective cohort study in 100 patients of a German University Hospital. Digestion 2004;70:3-9.

21. Marques M, Magro F, Cardoso H, Carneiro F, Portugal R, Lopes J, Costa Santos C. Infliximab-induced lupus-like syndrome associated with autoimmune hepatitis. Inflamm Bowel Dis 2008;14:723-5.

22. Ierardi E, Valle ND, Nacchiero MC, De Francesco V, Stoppino G, Panella C. Onset of liver damage after a single administration of infliximab in a patient with refractory ulcerative colitis. Clin Drug Investig 2006;26:673-6.

23. Wahie S, Alexandroff A, Reynolds NJ. Hepatitis: a rare, but important, complication of infliximab therapy for psoriasis. Clin Exp Dermatol 2006;31:460-1.

24. Germano V, Picchianti Diamanti A, Baccano G, Natale E, Onetti Muda A, Priori R, Valesini G. Autoimmune hepatitis associated with infliximab in a patient with psoriatic arthritis. Ann Rheum Dis 2005;64:1519-20.

25. Beaugerie L, Carrat F, Bouvier A-M, et al. Excess risk of lymphoproliferative disorders (LPD) in inflammatory bowel disease (IBD). Interim results of the CESAME cohort. Gastroenterology 2008;134 (Suppl. 1):A116-117.

26. Kandiel A, Fraser AG, Korelitz BI, Brensinger C, Lewis JD. Increased risk of lymphoma among inflammatory bowel disease patients treated with azathioprine and 6-mercaptopurine. Gut 2005;54:1121-5.

27. Siegel CA, Marden SM, Persing SM, et al. Risk of lymphoma associated with anti-TNF agents for the treatment of Crohn's disease: A meta-analysis. Gastroenterology 2008;134:A144.

28. Wolfe F, Michaud K. The effect of methotrexate and anti-tumor necrosis factor therapy on the risk of lymphoma in rheumatoid arthritis in 19,562 patients during 89,710 person-years of observation. Arthritis Rheum 2007;56:1433-9.

29. Mackey AC, Green L, Liang LC, Dinndorf P, Avigan M. Hepatosplenic T cell lymphoma associated with infliximab use in young patients treated for inflammatory bowel disease. J Pediatr Gastroenterol Nutr 2007;44:265-7.

30. Shale M, Kanfer E, Panaccione R, Ghosh S. Hepatosplenic T-cell lymphoma in inflammatory bowel disease. Gut 2008;57:1639-41.

31. Vermeire S, Noman M, Van Assche G, Baert F, D'Haens G, Rutgeerts P. Effectiveness of concomitant immunosuppressive therapy in suppressing the formation of antibodies to infliximab in Crohn's disease. Gut 2007;56:1226-31.

32. Van Assche G, Magdelaine-Beuzelin C, D'Haens G, Baert F, Noman M, Vermeire S, Ternant D, Watier H, Paintaud G, Rutgeerts P. Withdrawal of immunosuppression in Crohn's disease treated with scheduled infliximab maintenance: a randomized trial. Gastroenterology 2008;134:1861-8.

33. Toruner M, Loftus EV, Jr., Harmsen WS, Zinsmeister AR, Orenstein R, Sandborn WJ, Colombel JF, Egan LJ. Risk factors for opportunistic infections in patients with inflammatory bowel disease. Gastroenterology 2008; 134:929-36.

34. Biancone L, Orlando A, Kohn A, Colombo E, Sostegni R, Angelucci E, Rizzello F, Castiglione F, Benazzato L, Papi C, Meucci G, Riegler G, Petruzziello C, Mocciaro F, Geremia A, Calabrese E, Cottone M, Pallone F. Infliximab and newly diagnosed neoplasia in Crohn's disease: a multicentre matched pair study. Gut 2006;55:228-33.

35. Caviglia R, Ribolsi M, Rizzi M, Emerenziani S, Annunziata ML, Cicala M. Maintenance of remission with infliximab in inflammatory bowel disease: efficacy and safety long-term follow-up. World J Gastroenterol 2007; 13:5238-44.

36. Tookman AJ, Jones CL, Dewitte M, Lodge PJ. Fatigue in patients with advanced cancer: a pilot study of an intervention with infliximab. Support Care Cancer 2008; 16:1131-1140.

37. Brown ER, Charles KA, Hoare SA, Rye RL, Jodrell DI, Aird RE, Vora R, Prabhakar U, Nakada M, Corringham RE, DeWitte M, Sturgeon C, Propper D, Balkwill FR, Smyth JF. A clinical study assessing the tolerability and biological effects of infliximab, a TNF-alpha inhibitor, in patients with advanced cancer. Ann Oncol 2008; 19:1340-6.

38. Wiedenmann B, Malfertheiner P, Friess H, Ritch P, Arseneau J, Mantovani G, Caprioni F, Van Cutsem E, Richel D, DeWitte M, Qi M, Robinson D, Jr., Zhong B, De Boer C, Lu JD, Prabhakar U, Corringham R, Von Hoff D. A multicenter, phase II study of infliximab plus gemcitabine in pancreatic cancer cachexia. J Support Oncol 2008;6:18-25.

39. Egberts JH, Cloosters V, Noack A, Schniewind B, Thon L, Klose S, Kettler B, von Forstner C, Kneitz C, Tepel J, Adam D, Wajant H, Kalthoff H, Trauzold A. Antitumor necrosis factor therapy inhibits pancreatic tumor growth and metastasis. Cancer Res 2008;68:1443-50.

40. Marchal L, D'Haens G, Van Assche G, Vermeire S, Noman M, Ferrante M, Hiele M, Bueno De Mesquita M, D'Hoore A, Penninckx F, Rutgeerts P. The risk of postoperative complications associated with infliximab therapy for Crohn's disease: a controlled cohort study. Aliment Pharmacol Ther 2004;19:749-54.

41. Colombel JF, Loftus EV, Jr., Tremaine WJ, Pemberton JH, Wolff BG, Young-Fadok T, Harmsen WS,

Schleck CD, Sandborn WJ. Early postoperative complications are not increased in patients with Crohn's disease treated perioperatively with infliximab or immunosuppressive therapy. Am J Gastroenterol 2004;99:878-83.

42. Aberra FN, Lewis JD, Hass D, Rombeau JL, Osborne B, Lichtenstein GR. Corticosteroids and immunomodulators: postoperative infectious complication risk in inflammatory bowel disease patients. Gastroenterology 2003;125:320-7.

43. Foroozan R, Buono LM, Sergott RC, Savino PJ. Retrobulbar optic neuritis associated with infliximab. Arch Ophthalmol 2002;120:985-7.

44. Strong BY, Erny BC, Herzenberg H, Razzeca KJ. Retrobulbar optic neuritis associated with infliximab in a patient with Crohn disease. Ann Intern Med 2004; 140:W34.

45. Mejico LJ. Infliximab-associated retrobulbar optic neuritis. Arch Ophthalmol 2004;122:793-4.

46. Mohan N, Edwards ET, Cupps TR, Oliverio PJ, Sandberg G, Crayton H, Richert JR, Siegel JN. Demyelination occurring during anti-tumor necrosis factor alpha therapy for inflammatory arthritides. Arthritis Rheum 2001; 44:2862-9.

47. Thomas CW, Jr., Weinshenker BG, Sandborn WJ. Demyelination during anti-tumor necrosis factor alpha therapy with infliximab for Crohn's disease. Inflamm Bowel Dis 2004;10:28-31.

48. Freeman HJ, Flak B. Demyelination-like syndrome in Crohn's disease after infliximab therapy. Can J Gastroenterol 2005;19:313-6.

49. Gupta G, Gelfand JM, Lewis JD. Increased risk for demyelinating diseases in patients with inflammatory bowel disease. Gastroenterology 2005;129:819-26.

50. Sarzi-Puttini P, Atzeni F, Shoenfeld Y, Ferraccioli G. TNF-alpha, rheumatoid arthritis, and heart failure: a rheumatological dilemma. Autoimmun Rev 2005;4:153-61.

51. Aslanidis S, Vassiliadis T, Pyrpasopoulou A, Douloumpakas I, Zamboulis C. Inhibition of TNFalpha does not induce viral reactivation in patients with chronic hepatitis C infection: two cases. Clin Rheumatol 2007; 26:261-4.

52. Roux CH, Brocq O, Breuil V, Albert C, Euller-Ziegler L. Safety of anti-TNF-alpha therapy in rheumatoid arthritis and spondylarthropathies with concurrent B or C chronic hepatitis. Rheumatology (Oxford) 2006; 45:1294-7.

53. Carroll MB, Bond MI. Use of tumor necrosis factor-alpha inhibitors in patients with chronic hepatitis B infection. Semin Arthritis Rheum 2008;38:208-17.

54. Ojiro K, Naganuma M, Ebinuma H, Kunimoto H, Tada S, Ogata H, Iwao Y, Saito H, Hibi T. Reactivation of hepatitis B in a patient with Crohn's disease treated using infliximab. J Gastroenterol 2008;43:397-401.

55. Esteve M, Saro C, Gonzalez-Huix F, Suarez F, Forne M, Viver JM. Chronic hepatitis B reactivation following infliximab therapy in Crohn's disease patients: need for primary prophylaxis. Gut 2004;53:1363-5.

56. Esteve M, Loras C, Gonzalez-Huix F. Lamivudine resistance and exacerbation of hepatitis B in infliximab-treated Crohn's disease patient. Inflamm Bowel Dis 2007;13:1450-1.

57. Cepeda EJ, Williams FM, Ishimori ML, Weisman MH, Reveille JD. The use of anti-tumour necrosis factor therapy in HIV-positive individuals with rheumatic disease. Ann Rheum Dis 2008;67:710-2.

58. Wallis RS, Kyambadde P, Johnson JL, Horter L, Kittle R, Pohle M, Ducar C, Millard M, Mayanja-Kizza H, Whalen C, Okwera A. A study of the safety, immunology, virology, and microbiology of adjunctive etanercept in HIV-1-associated tuberculosis. Aids 2004;18:257-64.

59. Bartke U, Venten I, Kreuter A, Gubbay S, Altmeyer P, Brockmeyer NH. Human immunodeficiency virus-associated psoriasis and psoriatic arthritis treated with infliximab. Br J Dermatol 2004;150:784-6.

60. Sellam J, Bouvard B, Masson C, Rousiere M, Villoutreix C, Lacombe K, Khanine V, Chennebault JM, Leclech C, Audran M, Berenbaum F. Use of infliximab to treat psoriatic arthritis in HIV-positive patients. Joint Bone Spine 2007;74:197-200.

61. Beltran B, Nos P, Bastida G, Iborra M, Hoyos M, Ponce J. Safe and effective application of anti-TNF-alpha in a patient infected with HIV and concomitant Crohn's disease. Gut 2006;55:1670-1.

62. Roux CH, Brocq O, Breuil V, Albert C, Euller-Ziegler L. Pregnancy in rheumatology patients exposed to anti-tumour necrosis factor (TNF)-alpha therapy. Rheumatology (Oxford) 2007;46:695-8.

63. Katz JA, Antoni C, Keenan GF, Smith DE, Jacobs SJ, Lichtenstein GR. Outcome of pregnancy in women receiving infliximab for the treatment of Crohn's disease and rheumatoid arthritis. Am J Gastroenterol 2004; 99:2385-92.

64. O'Donnell S, O'Morain C. Review article: use of anti-tumour necrosis factor therapy in inflammatory bowel disease during pregnancy and conception. Aliment Pharmacol Ther 2008;27:885-94.

65. Rosner I, Haddad A, Boulman N, Feld J, Avshovich N, Slobodin G, Rozenbaum M. Pregnancy in rheumatology patients exposed to anti-tumour necrosis factor (TNF)-alpha therapy. Rheumatology (Oxford) 2007; 46:1508.

66. Schnitzler F, Fidder H, Ferrante M, Noman M, van Assche G, Spitz B, Vermeire S, Rutgeerts P. Intentional

treatment with infliximab during pregnancy in women with inflammatory bowel disease. Gut 2007;56 (Suppl. III):A24.

67. Mahadevan U, Kane S, Sandborn WJ, Cohen RD, Hanson K, Terdiman JP, Binion DG. Intentional infliximab use during pregnancy for induction or maintenance of remission in Crohn's disease. Aliment Pharmacol Ther 2005;21:733-8.

68. Mahadevan U, Sandborn WJ, Li DK, Hakimian S, Kane S, Corley DA. Pregnancy outcomes in women with inflammatory bowel disease: a large community-based study from Northern California. Gastroenterology 2007; 133:1106-12.

69. Caprilli R, Gassull MA, Escher JC, Moser G, Munkholm P, Forbes A, Hommes DW, Lochs H, Angelucci E, Cocco A, Vucelic B, Hildebrand H, Kolacek S, Riis L, Lukas M, de Franchis R, Hamilton M, Jantschek G, Michetti P, O'Morain C, Anwar MM, Freitas JL, Mouzas IA, Baert F, Mitchell R, Hawkey CJ. European evidence based consensus on the diagnosis and management of Crohn's disease: special situations. Gut 2006;55 Suppl 1:i36-58.

70. Hanauer SB, Sandborn WJ, Rutgeerts P, Fedorak RN, Lukas M, MacIntosh D, Panaccione R, Wolf D, Pollack P. Human anti-tumor necrosis factor monoclonal antibody (adalimumab) in Crohn's disease: the CLASSIC-I trial. Gastroenterology 2006;130:323-33.

71. Sandborn WJ, Hanauer SB, Rutgeerts P, Fedorak RN, Lukas M, MacIntosh DG, Panaccione R, Wolf D, Kent JD, Bittle B, Li J, Pollack PF. Adalimumab for maintenance treatment of Crohn's disease: results of the CLASSIC II trial. Gut 2007;56:1232-9.

72. Colombel JF, Sandborn WJ, Rutgeerts P, Enns R, Hanauer SB, Panaccione R, Schreiber S, Byczkowski D, Li J, Kent JD, Pollack PF. Adalimumab for maintenance of clinical response and remission in patients with Crohn's disease: the CHARM trial. Gastroenterology 2007; 132:52-65.

73. Youdim A, Vasiliauskas EA, Targan SR, Papadakis KA, Ippoliti A, Dubinsky MC, Lechago J, Paavola J, Loane J, Lee SK, Gaiennie J, Smith K, Do J, Abreu MT. A pilot study of adalimumab in infliximab-allergic patients. Inflamm Bowel Dis 2004;10:333-8.

74. Papadakis KA, Shaye OA, Vasiliauskas EA, Ippoliti A, Dubinsky MC, Birt J, Paavola J, Lee SK, Price J, Targan SR, Abreu MT. Safety and efficacy of adalimumab (D2E7) in Crohn's disease patients with an attenuated response to infliximab. Am J Gastroenterol 2005;100:75-9.

75. Seiderer J, Brand S, Dambacher J, Pfennig S, Jurgens M, Göke B, Ochsenkuhn T. Adalimumab in patients with Crohn's disease - safety and efficacy in an open-label single centre study. Aliment Pharmacol Ther 2007; 25:787-96.

76. Wyneski MJ, Green A, Kay M, Wyllie R, Mahajan L. Safety and efficacy of adalimumab in pediatric patients with Crohn disease. J Pediatr Gastroenterol Nutr 2008; 47:19-25.

77. Bongartz T, Sutton AJ, Sweeting MJ, Buchan I, Matteson EL, Montori V. Anti-TNF antibody therapy in rheumatoid arthritis and the risk of serious infections and malignancies: systematic review and meta-analysis of rare harmful effects in randomized controlled trials. Jama 2006;295:2275-85.

78. Giles JT, Bartlett SJ, Gelber AC, Nanda S, Fontaine K, Ruffing V, Bathon JM. Tumor necrosis factor inhibitor therapy and risk of serious postoperative orthopedic infection in rheumatoid arthritis. Arthritis Rheum 2006; 55:333-7.

79. Gutierrez-Macias A, Lizarralde-Palacios E, Martinez-Odriozola P, Miguel-de la Villa F. Tuberculous peritonitis in a patient with rheumatoid arthritis treated with adalimumab. Clin Rheumatol 2007;26:452-3.

80. Chung JH, Van Stavern GP, Frohman LP, Turbin RE. Adalimumab-associated optic neuritis. J Neurol Sci 2006;244:133-6.

81. Orpin SD, Majmudar VB, Soon C, Azam NA, Salim A. Adalimumab causing vasculitis. Br J Dermatol 2006; 154:998-9.

82. Huggett MT, Armstrong R. Adalimumab-associated pulmonary fibrosis. Rheumatology (Oxford) 2006; 45:1312-3.

83. Martin JM, Ricart JM, Alcacer J, Rausell N, Arana G. Adalimumab-induced lupus erythematosus. Lupus 2008;17:676-8.

84. Vesga L, Terdiman JP, Mahadevan U. Adalimumab use in pregnancy. Gut 2005;54:890.

85. Mishkin DS, Van Deinse W, Becker JM, Farraye FA. Successful use of adalimumab (Humira) for Crohn's disease in pregnancy. Inflamm Bowel Dis 2006;12:827-8.

86. Coburn LA, Wise PE, Schwartz DA. The successful use of adalimumab to treat active Crohn's disease of an ileoanal pouch during pregnancy. Dig Dis Sci 2006; 51:2045-7.

87. Winger EE, Reed JL. Treatment with tumor necrosis factor inhibitors and intravenous immunoglobulin improves live birth rates in women with recurrent spontaneous abortion. Am J Reprod Immunol 2008;60:8-16.

88. Winter TA, Wright J, Ghosh S, Jahnsen J, Innes A, Round P. Intravenous CDP870, a PEGylated Fab' fragment of a humanized antitumour necrosis factor antibody, in patients with moderate-to-severe Crohn's disease: an exploratory study. Aliment Pharmacol Ther 2004; 20:1337-46.

89. Schreiber S, Rutgeerts P, Fedorak RN, Khaliq-Kareemi M, Kamm MA, Boivin M, Bernstein CN, Staun

M, Thomsen OO, Innes A. A randomized, placebo-controlled trial of certolizumab pegol (CDP870) for treatment of Crohn's disease. Gastroenterology 2005; 129:807-18.

90. Sandborn WJ, Feagan BG, Stoinov S, Honiball PJ, Rutgeerts P, Mason D, Bloomfield R, Schreiber S. Certolizumab pegol for the treatment of Crohn's disease. N Engl J Med 2007;357:228-38.

91. Schreiber S, Khaliq-Kareemi M, Lawrance IC, Thomsen OO, Hanauer SB, McColm J, Bloomfield R, Sandborn WJ. Maintenance therapy with certolizumab pegol for Crohn's disease. N Engl J Med 2007;357:239-50.

92. Blick SK, Curran MP. Certolizumab pegol: in Crohn's disease. BioDrugs 2007;21:195-201.

93. Chambers CD, Johnson D, Lyons Jones K. Safety of anti-TNF alpha medications in pregnancy. J Am Acad Dermatol 2005;52 (Suppl. 2):AB8:155-08.

94. Colombel JF, Rutgeerts P, Reinisch W, Mantzaris GJ, Kornbluth A, Rachmilewitz D, Lichtiger S, D'Haens G, van der Woude CJ, Daimond RH, Broussard D, Hegedus R, Sandborn WJ. SONIC: A randomized, double-blind, controlled trial comparing infliximab and infliximab plus azathioprine to azathioprine in patients with Crohn's disease naive to immunomodulators and biologic therapy. Gut 2008; 57 (Suppl. II):A1.

Anti-TNF-Ausblick

6. Anti-TNF-Ausblick

Die "Anti-TNF-Szene" bei chronisch entzündlichen Darmerkrankungen (CED) beschränkt sich in Österreich und fast allen europäischen Ländern derzeit auf die Substanzen Infliximab und Adalimumab. Infliximab, ein chimärischer TNF-Antikörper, ist zur Therapie des schweren Morbus Crohn (MC) und der therapierefraktären Colitis ulcerosa (CU) zugelassen. Infliximab wird i.v. appliziert, heute wird im Regelfall eine langfristige Therapie mit einem fixen Schema alle 8 Wochen empfohlen. Mit Infliximab besteht die längste Erfahrung, die sich auch in einem klar definierten Wirkungs- und auch Sicherheits-Profil mit über 1 Million behandelter Patienten aller rheumatologischen, gastroenterologischen und dermatologischen Indikationen niederschlägt. Mit einer ebenfalls großen Zahl behandelter Patienten gilt dies auch für den voll humanen TNF-Antikörper Adalimumab, der vom Patienten selbst alle 2 Wochen mittels Pen appliziert wird und naturgemäß weniger Immunogenität aufweist. Adalimumab ist bei den CED derzeit nur für MC zugelassen. Certolizumab, in den USA und der Schweiz zur Therapie des MC zugelassen, wird in nächster Zeit in Europa zwar für rheumatologische Indikationen, aber nicht für MC verfügbar sein. Auch Golimumab, das man salopp als humanes Infliximab mit dem zusätzlichen Vorteil der Patienten-Selbstapplikation mittels Pen einmal pro Monat bezeichnen könnte, wird wahrscheinlich 2009 in Europa für die rheumatologischen Indikationen zugelassen werden, für die Behandlung der CED aber erst später zur Verfügung stehen. Es soll daher im weiteren in erster Linie auf die verfügbaren bzw. in ihrer Wirkung und Sicherheit belegten TNF-Antikörper bei CED eingegangen werden.

6.1. Stellenwert der verschiedenen TNF-Antikörper

Seit der Einführung von Infliximab in die Therapie des MC vor mehr als 10 Jahren sind eine ganze Reihe von Biologika für MC und CU entwickelt worden. Beim Vergleich etablierter TNF-Antikörper wird ihrer Struktur – z.B. chimärisch mit Mauseiweißanteil beim Infliximab, humanisiert beim Certolizumab oder human beim Adalimumab – und ihrer postulierten Wirkungsweise große Bedeutung beigemessen, vor allem, was ihre Wirksamkeit oder auch Immunogenität betrifft (☞ Tab. 6.1). Interessanterweise folgt die klinische Erfahrung nicht immer der Theorie, was dafür spricht, das es noch zusätzliche, derzeit noch nicht verstandene Wirkmechanismen gibt. So wurde die fehlende Wirkung des in der Rheumatologie gut wirksamen Etanercept beim MC solange auf die geringere oder fehlende Apoptosewirkung zurückgeführt, bis das ebenfalls keine Apoptose erzeugende Certolizumab in Studien seine Wirkung beim MC zeigte. Wenn es auch bis heute praktisch keinen "*head-to-head*"-Vergleich der verfügbaren TNF-Antikörper bei CED gibt, erlaubt doch die Vielzahl vorliegender großer klinischer Studien eine Bewertung (siehe zu Studien Kap. 3.). Dabei sollte man die unterschiedliche Endpunkte (z.B. Remission oder Abfall des CDAI um 100 oder 70 Punkte) in den Studien beachten oder auch das in den letzten Jahren für Erhaltungsstudien übliche Design, nur die Therapieansprecher aus der offenen Induktionsphase für die Phase der Remissionserhaltung gegen Placebo zu randomisieren (z.B. ACCENT 1, Precise 2, CHARM).

Aus einer rezent publizierte Metaanalyse (Peyrin 2008) für TNF-Antikörper in der Therapie des MC können für die verfügbaren Substanzen Infliximab, Adalimumab, und auch Certolizumab, relevante Schlüsse gezogen werden, allerdings verhin-

	TNF-Block.	Apoptose	Andere Wirkungen	Applikation	T/2 (Tage)	Intervall (Wochen)
Infliximab	+	+	ADCC, CF	i.v.	10	8
Adalimumab	+	+	ADCC, CF	s.c.	12-14	2
Certolizumab	+	-	-	s.c.	14	4

Tab. 6.1: Charakteristika von TNF-Antikörpern.

dern u. a. unterschiedliche Endpunkte, Zeitpunkte der Bewertung und Gruppengrößen einen statistisch seriösen Vergleich zwischen den einzelnen TNF-Antikörpern.

■ Luminaler M. Crohn

- Induktionstherapie: vergleichbare Daten liegen nur für die Woche 4 vor und zeigen eine signifikante Wirkung gegenüber Placebo.
- Erhaltungstherapie nach offener Induktion: signifikante Wirkung gegen Placebo in den Wochen 20-30 und 48-52, allerdings liegt derzeit nur eine Studie für Adalimumab bzw. Certolizumab, mehrere für Infliximab vor.
- Steroideinsparung nach 1 Jahr Erhaltungstherapie: hier gibt es nur 2 Studien für Infliximab bzw. Adalimumab, die allerdings einen signifikanten Effekt gegenüber Placebo bezüglich einer steroid-freien Remission zeigten.
- Mucosaheilung: in der endoskopischen Subanalyse von ACCENT I konnte eine signifikante Wirkung von Infliximab gegenüber Placebo gezeigt werden (Rutgeerts 2006).

■ Fistulierender M. Crohn

- Die Wirkung von TNF-Antikörpern bezüglich des Endpunktes Fistelverschluss war nur in den Erhaltungsstudien mit offener Induktionsphase signifikant, und nur für Infliximab bzw. weniger belegt auch Adalimumab.

■ Colitis ulcerosa

- Ausreichende Daten liegen nur zu Infliximab vor; in 7 randomisierten Studien konnte eine gegenüber Placebo signifikante Wirkung sowohl bezüglich Erzielung einer klinischen als auch endoskopischen Remission gezeigt werden. In einer weiteren Analyse der ACT 1&2 Studien (Rutgeerts 2005) konnte auch eine signifikant reduzierte Kolektomierate nach TNF-Antikörper-Therapie gezeigt werden.

■ Step-up versus Top-down Therapie bei M. Crohn

Die historische Entwicklung der Therapie des MC mit der konsekutiven Entdeckung im wesentlichen zunehmend wirksamerer, allerdings auch nebenwirkungsreicherer Medikamente hat allein schon aus diesen drei Gründen zu einer "Stufenpyramide" der Behandlung geführt. So wird die sog. Induktionstherapie bei gering bis moderat aktiver Erkrankung mit Aminosalicylaten oder dem lokal wirksamen Kortikosteroid Budesonid durchgeführt, bei moderat bis schweren Schüben kommen systemisch wirksame Kortikosteroide zum Einsatz, die dann nicht selten länger und höher dosiert zum Einsatz kommen, als es den modernen Behandlungsrichtlinien entspricht. Die dabei entstehenden Steroid-Dosen und vor allem Nebenwirkungen können durch rechtzeitige Kombination mit Immunsuppressiva wie Thiopurinen oder Methotrexat reduziert werden. Sieht man die auf diese Weise erzielten Therapieerfolge realistisch, so kommt man auf maximal 30 % der Patienten, die ein Jahr nach einer Induktionstherapie mit Kortikosteroiden noch in Remission sind. Die Mehrzahl der so behandelten Patienten wird entweder Steroid-abhängig oder -resistent. Von den Patienten, die einer zusätzlichen Immunsuppression bedürfen, profitieren wiederum nur etwa 50 %. Nachdem gerade bei Kindern mit neu diagnostiziertem oder Steroid-naivem MC ein wesentlich besserer Verlauf unter einer Immunsuppression gleich ab Diagnosestellung gezeigt wurde (Markowitz 2000) lag der Gedanke einer frühen, kombinierten Immunsuppression inklusive unserer heute stärksten "Waffe", nämlich den TNF-Blockern, bei frühem MC nahe. Bei im Regelfall progressivem Verlauf der Erkrankung mit der Ausbildung von meist nur operativ zu behandelnden Komplikationen hoffte man mit dieser Top-down-Therapie, also früher Einsatz möglichst wirksamer, aber auch potentiell nebenwirkungsreicherer Medikamente, einen günstigeren Verlauf, entsprechend der erfolgreichen Modifikation des Krankheitsverlaufes der frühen rheumatoiden Arthritis zu erzielen (Breedveld 2006).

Die salopp "Step-up versus Top-down" genannte Studie von D´Haens et al. (D´Haens 2008) randomisierte 133 Patienten mit aktivem MC in 2 Gruppen offener Behandlung über 2 Jahre: die konventionelle Stufentherapie ging nach klinischer Beurteilung von Prednisolon oder Budesonid im klassischen Induktionsschema über Azathioprin bis zu Infliximab, also Step-up. Die Top-down-Gruppe, also die Patienten mit früher kombinierter Immunsuppression erhielten gleichzeitig mit Azathioprin eine Induktionstherapie mit Infliximab zu Woche 0, 2 und 6 und dann "on demand" bei klinischer Verschlechterung, wie es zur Zeit der Erstellung des Studiendesigns üblich war. Vor allem bezüglich Prednisolon wurde eine laufende Dosisreduktion, aber bei Notwendigkeit auch Dosiserhöhung oder (Wieder-)Beginn entsprechend den üblichen klinischen Kriterien angestrebt. Die primären Endpunkte bestanden in Remission ohne Kortikosteroide und ohne Operation zu Woche 26 und 52.

Der Prozentsatz der Patienten in Remission ohne Kortikosteroide und ohne Darmresektion betrug in der konventionell Step-up versus kombinierte Immunsuppression Top-down behandelten Gruppe in der 26. Woche 36 % versus 60 % (p=0,006), in der 52. Woche 42 % versus 62 % (p=0,028). Im Verlauf des zweiten Jahres waren die beobachteten Unterschiede zwischen beiden Gruppen nicht mehr signifikant. Es fand sich kein Unterschied in der Rate der Nebenwirkungen, aber – eigentlich nicht überraschend – in der konventionell behandelten Gruppe eine signifikant höhere Kortikosteroid-Gesamtdosis über die 2 Jahre. Ab einem Jahr war kein Unterschied bezüglich der Zahl der mit Azathioprin bzw. bei Unverträglichkeit mit Methotrexat behandelten, aber auch der mit Infliximab therapierten Patienten (☞ Abb. 6.1).

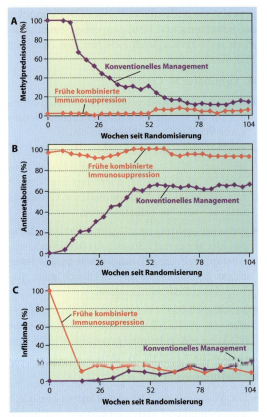

Abb. 6.1: Prozentsatz der Patienten mit Methylprednisolon (A), Azathioprin/Methotrexat (B), und Infliximab (C). Aus D´Haens et al. Lancet 2008;371:660-67.

Einige Kritikpunkte aber auch interessante Interpretationen dieser Studie drängen sich auf. So würde man Infliximab heute fix ("*scheduled*") im 8-Wochen-Schema geben und sich davon bessere Ergebnisse erwarten. Andererseits ergibt sich aus dem entsprechend dem Stufenschema späteren Einsatz von Azathioprin ein offensichtlicher Behandlungsnachteil der konventionell behandelten Gruppe im Sinne einer Unterbehandlung. Aufgrund der bekannt verzögerten Wirkung von Azthioprin leuchtet ein, das die Ergebnisse dieser Gruppe sich aber im zweiten Jahr der Gruppe mit kombinierter Immunsuppression angeglichen haben. Man könnte also von einer Übertherapie mancher Patienten in der Gruppe mit kombinierter Immunsuppression im ersten Jahr sprechen, allerdings mit dem Vorteil des geringeren Kortikosteroid-Verbrauchs, was zwar nicht in dieser Studie, aber langfristig zu weniger Nebenwirkungen und Komplikationen führen sollte. Um dies zu beurteilen und auch die Frage nach einer Beeinflussung der "*natural history*" der Erkrankung zu beantworten, war die Studie wohl leider zu kurz. Jedenfalls erscheint es bemerkenswert, dass auch in der konventionell behandelten Gruppe nach 2 Jahren 76 % unter Immunsuppression mit Azathioprin oder Methotrexat standen.

Will man aus dieser Studie Schlüsse auf die Behandlung der Gesamtkohorte der MC-Patienten ziehen, sollte man aber nicht vergessen, dass zu einem gegebenen Zeitpunkt lediglich 50 % der Patienten mit MC eine aktive Erkrankung aufweisen. Darüber hinaus benötigen 40 % der MC-Patienten nie Kortikosteroide, weisen also einen gutartigen Verlauf auf. Es stellt sich hier die berechtigte Frage, ob man diese Patienten wirklich dem erhöhten Risiko einer aggressiven Immunsuppression hinsichtlich Infektionen und auch Malignomen (z.B. die in den letzten Jahren beschriebenen hepatosplenischen T-Zell-Lymphome mit ungünstigem Verlauf und vor allem bei jungen Patienten auftretend) aussetzen soll. Bemerkenswert erscheint die Tatsache, dass nach 2 Jahren im Gegensatz zur nicht unterschiedlichen klinischen Remission die endoskopische Remission im Sinne des heute als für den weiteren Krankheitsverlauf so wichtig gesehenen "*mucosal healing*" in der Top-down-Gruppe mit 73 % signifikant höher war als in der konventionell behandelten Gruppe mit 30 %.

Zusammenfassend kann man trotz der für die Top-down-Behandlungsstrategie des MC günstigen Ergebnisse dieser Studie wohl noch keine durchgreifende Änderung unserer derzeit gängigen Therapie-Algorithmen des MC ableiten. Geeignet schiene die frühe aggressive Therapie allerdings für Patienten mit zu erwartendem ungünstigen Krankheitsverlauf. Allerdings fehlen uns in der frühen Krankheitsphase noch verlässliche klinische, laborchemische, serologische, proteomische oder genetische Marker, diese Patienten sicher zu identifizieren.

Gespannt warten wir derzeit auf die 1-Jahres-Daten der SONIC-Studie, die im Rahmen der UEGW im Oktober 2008 in Wien präsentiert wurde (Colombel 2008). Dabei wurden MC-Patienten mit kurzer Anamnese und aktiver Erkrankung, welche vorher weder mit Immunsuppressiva noch Biologika behandelt worden waren, doppelblind in 3 Behandlungsgruppen stratifiziert: Infliximab gegen Azathioprin gegen Infliximab und Azathioprin. Endpunkte dieser Studie waren wiederum Steroid-freie Remission und mukosale Heilung. Aus der – allerdings noch nicht vollständigen – Auswertung der Daten zu Woche 26 ergibt sich interessanterweise eine signifikante Überlegenheit der Kombination Infliximab plus Azathioprin (Remission bei 56 % der Patienten) gegenüber Infliximab (44 %) und Azathioprin (31 %). Eine vor kurzem von Feagan präsentierte erste randomisierte Studie zur Kombination Methotrexat mit Infliximab gegen Methotrexat ist ja enttäuschenderweise negativ geblieben, allerdings bei Patienten mit deutlich längerer Erkrankungsdauer als bei SONIC (Feagan 2008).

6.2. Anti-TNF-Therapie extraintestinaler Manifestationen von CED

Betrachtet man das etablierte Indikationsspektrum von TNF-Blockern, welches neben CED ja entzündlich-rheumatische und dermatologische immun-mediierte Erkrankungen umfasst, liegt der Einsatz dieser Substanzen bei den ja typischerweise diese Organsysteme betreffenden extraintestinalen Manifestationen von CED auf der Hand. Die klinisch dabei im Einzelfall erzielten fulminanten Erfolge sind aber bisher nur in Fallberichten bzw. kleinen Serien, selten als kontrollierte Studien publiziert, mehr Daten gibt es auch hier zu Infliximab als zu Adalimumab (Barrie 2007).

■ Arthritis und CED

Spondylitis und Sacroiliitis kommen bei 1-26 % der CED-Patienten vor. Interessanterweise besteht im Gegensatz zu den nicht-CED-assoziierten Formen der Spondylarthropathie keine signifikante Assoziation mit HLA-B27, aber mit CARD-15 Polymorphismen bei MC (Peeters 2004). Diese Erkrankungen des Achsenskeletts korrelieren in ihrer Aktivität meist nicht mit der Krankheitsaktivität der CED, sie können auch unabhängig von der CED fortschreiten.

Die peripheren Arthritiden werden heute in 2 verschieden Formen eingeteilt: bei der Typ-I-Arthropathie besteht eine sog. pauciartikuläre (< 6 Gelenke) periphere Arthritis, die typischerweise akut auftritt und mit Schüben der intestinalen Erkrankung einhergeht. Diese Form der Arthritis tritt bei etwa 5 % der CED-Patienten auf, meist früh in der Erkrankung oder sogar vor dem Auftreten einer gastrointestinalen Klinik. Die Arthritis ist selbst-limitierend, zumeist weniger als 6 Monate vorhanden und führt nicht zur Gelenksdestruktion, klassischer Manifestationsort ist das Kniegelenk.

Die Typ-II-Arthropathie manifestiert sich bei 3-4 % der CED-Patienten, sie ist polyartikulär, typischerweise sind die Metacarpophalangealgelenke betroffen. Die Synovitis ist häufig migratorisch, mit häufigen Exazerbationen und Remissionen, die Synovitis geht nicht mit der Krankheitsaktivität der CED parallel (Orchard 1998).

Infliximab stellt eine in viele Studien dokumentierte effektive Behandlung der rheumatoiden und psoriatrischen Arthritis dar. Zur Wirkung von Infliximab bei CED-assoziierter therapie-refraktärer peripherer Arthritis gibt es auch eine kontrollierte, offene Studie an 59 Patienten mit MC, refraktär auf Kortikosteroide, Azathioprin/6-MP oder Methotrexat (Herfarth 2002).

Nach 12 Wochen wiesen 46 % der Patienten eine komplette Remission, 61 % eine signifikante Verbesserung der Arthritis auf.

Zur Behandlung der Kombination von CED und Spondylarthropathie gibt es bis heute nur eine kontrollierte Studie an 24 Patenten mit MC (Generini 2004). Infliximab wurde mit einer immunsuppressiven Standard-Therapie inklusive Kortikosteroiden und Azathioprin verglichen. Infliximab erwies sich bezüglich der Spondylarthropathie, gemessen an der Verbesserung des Aktivitäts-Scores BASDAI als signifikant überlegen, aber nicht bezüglich des MC, gemessen am CDAI.

■ Haut und CED

Zur Prävalenz kutaner extraintestinaler Manifestationen von CED gibt es wenig Daten, aber das Erythema nodosum kann in bis zu 15 % der MC-Patienten im Krankheitsverlauf auftreten. Die typischen rot-violetten subkutanen Knoten finden sich typischerweise an den Unterschenkeln, ihr Auftreten korreliert mit der Krankheitsaktivität der Grunderkrankung. Das Pyoderma gangraenosum tritt seltener auf, eher bei der CU als beim MC. Die teils tief ulcerierenden Läsionen beeinträchtigen die Patienten deutlich mehr und hängen nur in der Hälfte der Fälle mit der Krankheitsaktivität der CED zusammen. Sweet-Syndrom, nekrotisierende Vasculitis, sog. metastasierender MC der Haut und Psoriasis sind weitere seltene extraintestinale Manifestationen von CED. Alle sprechen zumeist auf eine adäquate Therapie der Grunderkrankung mit Cortison, aber auch verschiedenen Immunsuppressiva an. All diese Hauterkrankungen, seien sie idiopathisch oder mit CED assoziiert, sind auch mit TNF-Blockern behandelt worden, insbesondere bei Therapieresistenz.

Für das Erythema nodosum gibt es nur Fallberichte der erfolgreichen Therapie mit Infliximab (Kugathasan 2003) und Adalimumab (Ortego-Centeno 2007). Für das Pyoderma gangraenosum gibt es eine Placebo-kontrollierte, randomisierte Studie mit Infliximab an 30 Patienten (Brooklyn 2006). 2 Wochen nach der ersten Infliximabgabe sprachen 46 % der Patienten an, gegenüber 6 % in der Placebogruppe. Nach 6 Wochen offener Behandlung mit Infliximab hatten 69 % der Patienten mit Pyoderma gangraenosum angesprochen. Es fand sich kein Unterschied zwischen den Patienten mit und ohne zugrunde liegender CED. Fallberichte zur Behandlung des Pyoderma gangraenosum bei MC existieren auch mit Adalimumab (Pomerantz 2007).

Interessante Aspekte tun sich beim Einsatz von TNF-Antikörpern bei Psoriasis und Psoriasisarthritis auf. Alle TNF-Blocker, besonders aber Infliximab und Adalimumab, werden erfolgreich zur Behandlung beider Erkrankungen eingesetzt. Dies ist auch in mehreren Placebo-kontrollierten Studien belegt. Zur Behandlung des gemeinsamen Auftretens von CED und Psoriasis gibt es keine Daten. Interessanterweise tritt die Psoriasis in erhöhter Häufigkeit bei CED-Patienten auf, und umgekehrt weisen Psoriasis-Patienten ein erhöhtes Risiko für CED auf (Bernstein 2005). Hinzuweisen ist aber auch auf die Beobachtung eines paradoxen erstmaligen Auftretens einer Psoriasis nach TNF-Antikörper-Therapie einer CED, typischer Weise nach der dritten bis vierten Infliximab-Infusion (Passarini 2007).

■ Auge und CED

Episkleritis und Skleritis werden bei bis zu 5 % von CED-Patienten beobachtet und sprechen fast immer auf topische oder systemische Kortikosteroide an. Eine Uveitis bei CED ist zwar deutlich seltener, stellt aber eine wesentlich größere Bedrohung für das Auge bzw. das Sehvermögen dar. Uveitiden bei CED sind meist bilateral, chronisch und häufig mit

Arthritis oder Spondylarthropathie verbunden. Eine Korrelation mit der Krankheitsaktivität der zugrunde liegenden CED kann, aber muss nicht vorhanden sein. Rasche Diagnose und Behandlung mit – meist systemischen – Kortikosteroiden ist eminent wichtig. Bei refraktärer Uveitis sind TNF-Antikörper indiziert und in ihrer Wirkung belegt, dies gilt sowohl für Infliximab (Suhler 2005), als auch Adalimumab (Biester 2007), erhoben allerdings bei Patienten ohne CED.

■ Schwangerschaft

Randomisierte Studien zur Verwendung von TNF-Blockern, insbesondere Infliximab und Adalimumab in der Schwangerschaft oder auch während des Stillens liegen naturgemäß nicht vor. Allerdings gibt es vom Hersteller Daten aus einem Tiermodell, die keinen Hinweis für eine spezielle Toxizität während der Schwangerschaft, Embryotoxizität oder Teratogenität ergaben. Darüber hinaus gibt es für Patientinnen mehrere Kasuistiken und Register, die von einem unbedenklichen Einsatz von Infliximab und Adalimumab in der Schwangerschaft berichten (Mahadevan 2005, Tursi 2006; Mishkin 2006, Johnson 2008). Entsprechend wurden beide Medikamente von der FDA der Klasse B der Kategorisierung von Medikamentengebrauch in der Schwangerschaft (keine Toxizität im Tiermodell, keine kontrollierten Studien, aber auch keine negativen Beobachtungen beim Menschen) zugeordnet. Zu Infliximab gibt es sogar eine Kohortenstudie an einer großen Zahl von Patientinnen mit, die während der Schwangerschaft behandelt wurden (Katz 2004). Bei insgesamt 96 Patientinnen wurde kein Unterschied bei Lebendgeburten (65 %), Aborten (15 %) oder elektiven Interruptionen (19 %) im Vergleich zu MC-Patientinnen ohne Infliximab-Behandlung oder auch gesunden Schwangeren der Normalbevölkerung beobachtet.

Nachdem sowohl Infliximab als auch Adalimumab große Antikörper des IgG1-Subtyps sind, ist ein Transfer in die kindliche Zirkulation während des 1. Trimesters der Schwangerschaft unwahrscheinlich bzw. gering. Ab der Mitte des 2. Trimesters ist dies aber sehr wohl möglich und durch einen Fallbericht zur Therapie mit Infliximab während der gesamten Schwangerschaft belegt (Vasilauskas 2006). Es wurden signifikante Infliximab-Spiegel beim Baby 6 Wochen nach Geburt mit interessanterweise langsameren Abfall als im Serum der Mutter dokumentiert. Allerdings fanden sich weder klinische noch immunologische Auffälligkeiten beim Neugeborenen. Auch im weiteren Verlauf zeigte sich eine unauffällige Entwicklung des Kindes über ein Jahr. Sowohl in diesem als auch in einigen anderen Beobachtungen wurde Infliximab bisher nicht in der Muttermilch nachgewiesen. Trotzdem kann eine Empfehlung für die Weiterführung einer TNF-Blocker-Therapie während des Stillens kann aber derzeit nicht abgegeben werden.

Das Kapitel der Sicherheit von TNF-Blockern ist allerdings noch keineswegs geschlossen. So läuft eine Untersuchung der FDA zu seltenen Nebenwirkungen von TNF-Antikörper-Gebrauch in der Schwangerschaft im Sinne sog. VACTERL. VACTERL ist ein Akronym (**V**ertebrale Anomalien, **A**nale Atresie, **C**ardiale Defekte, **TE** tracheoösophageale Fisteln, **R**enale Missbildungen, **L**imb = Extremitäten-Missbildungen) für seltene nichtzufällige Assoziationen von Missbildungen in einer Frequenz von 1,6/10.000 Lebendgeburten (Carter 2007).

Daraus kann man vorsichtig folgende Schlussfolgerungen ziehen: es gibt derzeit keinen Hinweis für ein erhöhtes Risiko für Missbildungen, Aborte, neonatale Infektionen und kindliche Entwicklungsstörungen unter einer Therapie mit TNF-Antikörpern in der Schwangerschaft. Aufgrund der derzeitigen Datenlage kann eine allgemeine Empfehlung zur TNF-Antikörper-Therapie in der Schwangerschaft nicht gegeben werden, die Entscheidung sollte individuell, anhand der klinischen Situation gemeinsam mit einer ausführlichen Information der Patientin getroffen werden. Der Einsatz von Infliximab und Adalimumab bei therapierefraktärem Verlauf von MC bzw. CU scheint aber auch in der Schwangerschaft berechtigt und sicher; dies gilt sowohl für die Weiterführung einer Therapie zum Remissionserhalt als auch zum Therapiebeginn während der Schwangerschaft. Bei unbeabsichtigtem Eintreten einer Schwangerschaft unter TNF-Blocker-Therapie sollten die Patientinnen beruhigend über die Datenlage informiert werden. Diese Aussagen sind insbesondere im Licht der anderen bei CED eingesetzten Immunsuppressiva zusehen, die entweder kontraindiziert (Methotrexat) sind oder zwar durchaus seit Jahren eingesetzt werden, aber eine ungünstigere FDA-Kategorisierung aufweisen (Azathioprin D; Cyclosporin, Tacrolimus, Cortison C).

6.3. Literatur

Barrie A, Regueiro M. Biologic therapy in the management of extraintestinal manifestations of inflammatory bowel disease. Inflamm Bowel Dis 2007;13:1424-9.

Bernstein CN, Wajda A, Blanchard JF. The clustering of other inflammatory diseases in inflammatory bowel disease: a population-based study. Gastroenterology 2005;129:827-36.

Biester S, Deuter C, Michels H, et al. Adalimumab in the therapy of uveitis in childhood. Br J Ophthalmol 2007;91:319-24.

Breedveld FC, Weismann MH, Kavanaugh AF, et al. The PREMIER study: A multicenter, randomized, double-blind clinical trial of combination therapy with adalimumab plus methotrexate versus methotrexate alone or adalimumab alone in patients with early, aggressive rheumatoid arthritis who had not had previous methotrexate treatment. Arthritis Rheum 2006;54:26-37.

Brooklyn TN, Dunnhill GS, Shetty A, et al. Infliximab for the treatment of pyoderma gangrenosum: a randomised, double-blind placebo-controlled trial. Gut 2006;55:505-9.

Carter JD, LadhaniA, Ricca L, et al. A safety assessment of TNF antagonists during pregnancy: A review of the FDA database (Abstract). Arthritis Rheum 2007.

Colombel JF, Rutgeerts P, Reinisch W, et al. SONIC: A randomized, double blind, controlled trial comparing Infliximab and Infliximab plus Azathioprine to Azathioprine in Patients with Crohn´s disease naïve to immunomodulators and biologic therapy. Oral presentation P001, 16thUEGW 2008, Vienna. Gut 2008;57 (Suppl II) A1.

D´Haens G, Baert P, van Assche G, et al. Early combined immunosuppression or conventional management in patients with newly diagnosed Crohn´s disease: an open randomised trial. Lancet 2008;371:660-67.

Feagan B. A randomized trial of Methotrexate (MTX) in combination with Infliximab (IFX) for the treatment of Crohn´s disease (CD). Late breaking Abstract 682c, DDW 2008, San Diego.

Generini S, Giacomelli R, Fedi R, et al. Infliximab in spondylarthropathy associated with Crohn´s disease: an open study on the efficacy of inducing and maintaining remission of musculoskeletal and gut manifestations. Ann Rheum Dis 2004;63:1664-9.

Herfarth H, Obermeier F, Andus T, et al. Improvement of arthritis and arthralgia after treatment with Infliximab (Remicade) in a German prospective, open-label, multi-center trial in refractory Crohn´s disease. Am J Gastroenterol 2002;97:2688-90.

Johnson DL, Jones KL, Chambers CD, et al. Pregnancy outcomes in women exposed to Adalimumab: the OTIS autoimmune diseases in pregnancy project. Poster FRI0053. 2008 Annual European Congress of Rheumatology, Paris.

Katz JA, Antoni C, Keenan GF, et al. Outcome of pregnancy in women receiving Infliximab for the treatment of Crohn´s disease and rheumatoid arthritis. Am J Gastroenterol 2004;99:2385-92.

Kugathasan S, Miranda A, Nocton J, et al. Dermatologic manifestations of Crohn disease in children: response to Infliximab. J Pediatr Gastroenterl Nutr 2003;37:150-4.

Mahadevan U, Kane S, Sandborm WJ, et al. Intentional Infliximab use during pregnancy for induction or maintenance of remission in Crohn´s disease. Aliment Pharmacol Ther 2005;21:733-8.

Markowitz J, Grancher K, Kohn N, et al. A multicenter trial of 6-Mercaptopurin and Prednisone in children with newly diagnosed Crohn´s diease. Gastroenterology 2000;119:895-902.

Mishkin DS, Van Deinse W, Becker JM, et al. Safe use of Adalimumab (Humira) for Crohn´s disease in pregnancy. Inflamm Bowel Dis 2006;12,827-8.

Orchard TR, Wordsworth BP,Jewell DP. Peripheral arthropathies in inflammatory bowel disease: their articular distribution and natural history. Gut 1998;42:387-91.

Ortego-Centeno N, Callejas-Rubio JL, Sanchez-Cano D, et al. Refractory chronic erythema nodosum successfully treated with Adalimumab. J Eur Acad Dermatol Venerol 2007;21:408-10.

Passarini B, Infusino SD, Barbieri E, et al. Cutaneous manifestations in inflammatory bowel diseases: eight cases of psoriasis induced by anti-tumor-necrosis-factor antibody therapy. Dermatology 2007;215:295-300.

Peeters H, Van der Cruyssen B, Laukens D, et al. Radiological sacroiliitis, a hallmark of spondylitis, is linked with CARD 15 gene polymorphisms in patients with Crohn´s disease. Ann Rheum Dis 2004; 63:1131-4.

Peyrin-Biroulet L, Deltenre P, De Suray N, et al. Efficacy and safety of tumor necrosis factor antagonists in Crohn´s disease: meta-analysis of placebo-controlled trials. Clin Gastroenterol Hepatol 2008 ;6 :644-53.

Pomerantz RG, Husni ME, Mody E, et al. Adalimumab for treatment of pyoderma gangrenosum. Br J Dermatol 2007;157:1274-5.

Rutgeerts P, Sandborn WJ, Feagan B, et al: Infliximab for induction and maintenance therapy for ulcerative colitis. N Engl J Med 2005;233:2462-73.

Rutgeerts P, Diamond RH, Bala M, et al: Scheduled maintenance treatment with Infliximab is superior to episodic treatment for the healing of mucosal ulceration associated with Crohn´s disease. Gastrointest Endosc. 2006;63:433-42.

Suhler EB, Smith JR, Wertheim MS, et al. A prospective trial of Infliximab therapy for refractory uveitis: preliminary safety and efficacy outcomes. Arch Ophthalmol 2005;123:903-6.

Tursi A. Effect of intentional Infliximab use throughout pregnancy in inducing and maintaining remission in Crohn´s disease. Digest Liv Dis 2006;38:437-40.

Vasiliauskas EA, Church JA, Silverman N, et al. Case Report: evidence for transplacental transfer of maternally administered Infliximab to the newborn. Clin Gastroenterol Hepatol 2006;4:1255-8.

Neue Antikörper-basierte Therapien

7. Neue Antikörper-basierte Therapien

7.1. Anti-Integrin-Antikörper

Integrine umfassen eine Familie von Glykoproteinen, welche aus zwei hetero-dimeren, nichtkovalent gebundenen, transmembranen Untereinheiten (α- und β-Kette) bestehen und selektiv Zelladhäsionsmoleküle (*selective adhesion molecules*, SAMs) an Endothel, Epithel und extrazelluläre Matrixproteine binden. So vermitteln Integrine als Zelladhäsionsrezeptoren auf eine spezifisch regulierte Weise auch die Rekrutierung von Leukozyten aus dem Blutstrom in entzündliches Gewebe [1]. Das α4β7 Integrin an der Oberfläche von Leukozyten nimmt durch Bindung an das konstitutiv an hoch endothelialen Venulen des Darmes exprimierte MAdCAM-1 eine zentrale Stellung ein, in dem es deren spezifischen Migration in die intestinale Mukosa und assoziierten lymphoiden Geweben, wie den Peyer's Patches im Dünndarm, den lymphoiden Follikeln des Dickdarmes, und den mesenterischen Lymphknoten vermittelt [2]. Im Gegensatz dazu vermittelt die Interaktion von α4β1 mit VCAM-1 die Einwanderung von Leukozyten in peripheres lymphoide Gewebe und das zentrale Nervensystem [3].

Die Anzahl von α4β7-positiven Zellen und die Expression von MAdCAM-1 sind im entzündlich infiltrierten Gewebe bei chronisch entzündlichen Darmerkrankungen (CED) deutlich verstärkt [4]. Dies trifft auch für ein anderes Mitglied der β7 Integrin Familie, αEβ7 (CD103), zu [5]. Das αEβ7 bindet selektiv an E-Cadherin von epithelialen Zellen und dürfte somit eine wesentliche Rolle in der Retention von intraepithelialen T-Zellen in der Darmschleimhaut besitzen [6].

Aus der Summe der Untersuchungen ist eine wesentliche Rolle von α4β7 in der Pathogenese von CED abzuleiten. Für monoklonale Antikörper die entweder gegen die α4-Kette oder das α4β7-Integrin gerichtet sind, konnte sowohl bei Patienten mit CED als auch in tierexperimentellen Modellen für CED Wirksamkeit nachgewiesen werden.

7.1.1. Natalizumab

Natalizumab ist ein humanisierter monoklonaler IgG4-Antikörper gegen die Integrin α4 Kette und bindet daher sowohl α4β1 als auch α4β7. Damit bewirkt Natalizumab eine breite Blockade des Homings von T-Lymphozyten nicht nur in die intestinale Mukosa, sondern auch in peripheres lymphatisches Gewebe und in das zentrale Nervensystem.

Natalizumab ist seit November 2004 in den USA und seit Mitte 2006 in Europa zur Behandlung einer multiplen Sklerose zugelassen, wenngleich in der EU der Zulassungstext deutlich restriktiver ausgelegt ist. Seit Jänner 2008 steht in den USA die Substanz auch für die Induktion und Erhaltung eines klinischen Ansprechens beziehungsweise Remission bei Erwachsenen mit moderat bis schwer aktivem Morbus Crohn zur Verfügung, sofern Evidenz einer Entzündung sowie inadequates Ansprechen oder Intoleranz auf konventionelle Therapien und TNFα-Inhibitoren bestehen. Die Europäische Gesundheitsbehörde hat bis dato die Genehmigung für das Inverkehrbringen von Natalizumab bei Morbus Crohn versagt.

Die Zulassung für Morbus Crohn durch die FDA beruht auf folgenden klinischen Studienergebnissen. In zwei Phase 2 Studien wurde zunächst die Wirksamkeit zur Induktion einer klinischen Remission bei Patienten mit moderat aktivem Morbus Crohn von Natalizumab in einer Dosis von 6 mg/kg Körpergewicht nahegelegt [7, 8].

In ENACT-1, einer Phase 3 Studie zur Induktion und Erhaltung einer Remission eines Morbus Crohn, wurden 905 Patienten eingebracht und erhielten in einem Verhältnis von 4:1 intravenöse Gaben von entweder 300 mg Natalizumab oder Placebo in den Wochen 0, 4, und 8. Zum präspezifizierten Zeitpunkt Woche 10 konnte die klinische Wirksamkeit von Natalizumab vor allem in einer Subgruppe von Patienten mit erhöhtem CRP Serumkonzentrationen bei Studienbeginn gezeigt werden [9]. In der nachfolgenden Phase 3 Induktionsstudie ENCORE, welche bereits primär an Patienten mit erhöhten Serumspiegeln von CRP bei Einschluss durchgeführt wurde, erwies sich Natalizumab zu jedem Zeitpunkt als signifikant wirksamer im Vergleich zu Placebo und dies sowohl hinsichtlich Erhaltung von klinischem Ansprechen und Remission zu den Wochen 8 und 12 [10].

Patienten aus ENACT-1 mit einem *Crohn's Disease Activity Index* (CDAI) zwischen 0 bis 220 zu Woche 12, die zu den Wochen 10 und 12 ein klinisches Ansprechen auf Natalizumab aufgewiesen hatten, waren geeignet, in ENACT-2 eingeschlossen zu werden, in der sie entweder Infusionen mit Placebo oder 300 mg Natalizumab alle 4 Wochen von Woche 12 bis 56 bekamen. Über einen Zeitraum von 48 Wochen konnte eine klinische Remission bei 39 % der Patienten unter Natalizumab aufrecht erhalten werden, während dies nur bei 15 % der Patienten unter Placebo möglich war. Zudem konnte im Rahmen von ENACT-2 auch ein steroid-sparendes Potential von Natalizumab gezeigt werden [9].

Das Studienprogramm und die Therapie mit Natalizumab wurden im Februar 2005 aufgrund von 3 berichteten Fälle einer mit dem JC Polyoma Virus assoziierten progressiven multifokale Leukenzephalopathie (PML) in allen Patienten vorübergehend ausgesetzt. Zwei der betroffenen Patienten litten unter multiplen Sklerose und ein Patient unter Morbus Crohn [11]. Zwei der Patienten verstarben; der dritte hatte schwere Behinderungen erlitten. Die Nachuntersuchung an mehr als 3.000 Patienten konnte keine weiteren PML-Fälle entdecken, sodass die Substanz im März 2006 durch die FDA eine Wiederzulassung erfuhr unter der Auflage, dass keine begleitende Therapie mit anderen nicht-steroidalen Immunsuppressiva und Biologika vorliegen darf. Ende Juli 2008 wurden 2 weitere Fälle von PML bei Patienten mit multipler Sklerose und unter Natalizumab Monotherapie bekannt. Eine exakte Einschätzung der Inzidenz dieser potentiell fatalen Nebenwirkung lässt sich derzeit daher nicht treffen, könnte aber bei einem auf 1000 bis 10000 behandelten Patienten liegen.

7.1.2. MLN02

MLN02 ist ein humanisierter monoklonaler Antikörper, der sich gegen das α4β7 Heterodimer richtet und nicht gegen die α4 Einheit alleine. Theoretisch resultiert daraus eine spezifische Hemmung der Migration von Lymphozyten in die intestinale Mukosa.

Multi-zentrische, doppelt-verblindete, placebokontrollierte Phase 2 Studien wurden mit MLN02 an Patienten mit Colitis ulcerosa und Morbus Crohn vorgenommen. An 181 rekrutierten Patienten mit mild bis moderat aktiver Colitis ulcerosa konnten zur Woche 6 Remissionsraten von 33 % nach 2 intravenösen Dosen von 2 mg/kg MLN02 im Vergleich zu 14 % mit Placebo erzielt werden. Ein wesentlicher Unterschied in der Prävalenz von Nebenwirkungen zwischen den Behandlungsgruppen schien nicht auf [12]. In einer weiteren Studie an 185 Patienten mit aktivem Morbus Crohn konnte für eine zweimalige intravenöse Gabe von MLN02 in einer Dosis von 2 mg/kg an den Tagen 1 und 29 eine höhere klinische Remissionsrate gegenüber Placebo (37 % versus 21 %) am Tag 57 gezeigt werden, wenngleich die Rate an Patienten mit klinischem Ansprechen nicht unterschiedlich war [13].

MLN02 wird derzeit in klinischen Phase 3 Studien sowohl bei Morbus Crohn als auch bei Colitis ulcerosa untersucht.

Die derzeit bestehenden Daten zu monoklonalen Antikörpern weisen auf die klinische Wirksamkeit des Prinzips der Blockade von Adhäsionsmolekülen (anti-α4 und anti-α4β7) in der Behandlung von CED hin. Die unter Natalizumab beobachteten Fälle einer PML müssen allerdings an die Möglichkeit seltener schwerwiegender zentralnervöser Nebenwirkungen denken lassen, sodass eine exakte Abwägung des Nutzen-Risiko Verhältnisses derzeit nicht vorgenommen werden kann. Zudem wird es zu beurteilen bleiben, ob die spezifische Blockade der β7-Integrinkette alleine durch mögliche Effekte an αEβ7 zusätzliche klinische Wirksamkeit bei CED entfalten kann, beziehungsweise ob durch Aussparung der Blockade von α1- und α4-Einheiten das Risiko für virus-assoziierte Nebenwirkungen am ZNS minimiert werden kann.

7.1.3. CCX282-B

Ein alternativer Ansatz die Migration von T-Lymphozyten in die intestinale Lamina propria zu antagonisieren, erscheint durch die Blockade des Chemokinrezeptors CCR9, welcher ausschließlich die Bindung des Chemokins CCL25 (früher auch als TECK bekannt) vermittelt. CCR9 dürfte weitgehend spezifisch an T-Zellen zur Expression kommen, die in intestinale Schleimhaut einwandern. CCL25 ist vor allem im Dünndarm nachweisbar und dies gesteigert bei CED [14].

Mit dem "*small molecule*" CCX282-B wurde ein CCR9-Antagonist entwickelt für den Daten aus einer plazebo-kontrollierten Phase 2 Studie an 74 Patienten mit moderaten bis schweren Morbus Crohn vorliegen. Die oral verabreichte Substanz wurde in der Dosis von 250 mg einmal täglich über 28 Tage gut vertragen. Nach 4-wöchiger Therapie konnte kein Unterschied in den Response- und Remissionsraten zwischen Wirksubstanz und Placebo festgestellt werden, wenngleich in einer Subanalyse an Patienten mit einem CDAI von > 250 und CRP Serumkonzentrationen von > 7.5 mg/dL eine signifikant höheres klinisches Ansprechen unter der CCX282-B nachweisbar wurde. Daten aus der 2006 initiierten, multi-zentrischen Phase 2/3 Studie PROTECT-1 werden mit Spannung erwartet.

7.2. Antagonisierung von Interleukin-12 und Interleukin-23

Nach heutigem Stand der Erkenntnis können naive CD4+ T-Zellen in Abhängigkeit vom Zytokinmilieu, welches wesentlich von dendritischen Zellen bestimmt wird, in 4 verschiedene Subsets differenzieren, T helper (Th) 1, Th2, Th17 (ThIL-17), und regulatorische T-Zellen (Treg). Interleukin-12, ein Heterodimer von p40- und p35-Untereinheiten, induziert die Differenzierung von naive CD4+ T-Zellen in Th1-Zellen, welche durch die Produktion von Interferon-γ gekennzeichnet sind und vorzugsweise zelluläre Immunität vermitteln. Interleukin-23, ebenfalls ein Heterodimer derselben p40-subunit aus dem IL-12 und einem p19-Molekül, fördert über IL-23R die Aktivierung, das Überleben und die Expansion von ThIL-17-Zellen, welche Interleukin-17, Interleukin-17F, Interleukin-6, und TNFα zur Vermittlung zellulärer Abwehrmechanismen produzieren.

Interleukin-12 und -23 werden als zentrale Mediatoren in der Pathogenese chronisch entzündlicher Darmerkrankungen gesehen. In genomweiten Assoziationsstudien wurde ein signifikanter Zusammenhang zwischen mehreren "*small nucleotide polymorphisms*" (SNPs) in der Region des IL-23-Rezeptor (IL-23R)-Gens sowohl mit Morbus Crohn als auch Colitis ulcerosa beobachtet [15]. Der funktionelle IL-23R ist ein Heterodimer bestehend aus IL-23R und der IL-12R1-Einheit. Letztere stellt auch einen Bestandteil des IL-12R dar. Die funktionellen Konsequenzen jener Varianten des IL-23R, die mit humaner CED assoziieren, sind noch unklar. Die Schlüsselrolle des IL-23R-Signaltransduktionswegs in der Vermittlung intestinaler Entzündung konnte aber auch in tierexperimentellen CED-Modellen beschrieben werden [16].

Bei Patienten mit Morbus Crohn wird nun eine Imbalance des Zytokinmilieus zugunsten einer gesteigerten Produktion von Th1-Zytokinen, aber auch jener pro-inflammatorischer Mediatoren von Th17-Zellen beobachtet. Daraus schließt sich jener Kreis, der eine Intervention mit monoklonalen Antikörpern gegen IL-12 und IL-23 als sinnvolle Ziele bei CED nahelegt. Tatsächlich hat sich die Neutralisation von der dem IL-12 und IL-23 gemeinsamen p40-Einheit mittel monoklonaler Antikörper, als wirksam in der Behandlung von CED Tiermodellen erwiesen.

Bei humaner CED wurden Interleukin-12 und -23 durch zwei humanisierte Interleukin-12/23-Antikörper, ABT-874 and CNTO 1275, sowie durch ein "*small molecule*" Apilimod Mesylate adressiert.

7.2.1. ABT-874

ABT-874 ist ein humaner monoklonaler Antikörper (IgG1, λ), der spezifisch gegen p40, und somit gegen IL-12 und IL-23 gerichtet ist. Klinische Phase 2(a) Studien wurden an Patienten mit Morbus Crohn, rheumatoider Arthritis, multipler Sklerose und Psoriasis durchgeführt.

In einer randomisierten, doppel-blinden, placebokontrollierten Studie wurden 79 Patienten mit moderaten bis schweren Morbus Crohn in einer Ratio von 4 zu 1 entweder ABT-874, zunächst in einer subkutanen Einzeldosis von 1,0 mg/kg bzw. 3,0 mg/kg oder Plazebo zugeteilt [17]. Nach einer 4-wöchigen Beobachtungsphase erfolgte die wöchentliche Administration von Studienmedikation über 6 Wochen (Kohorte 1). Eine zweite Patientenkohorte erhielt in identer Randomisierung 7 wöchentliche Dosierungen der Studienmedikamente (Kohorte 2). In Kohorte 2 hatte nach 7 Wochen Therapie jene Patientengruppe unter einer Dosis von 3 mg/kg (n=16) eine signifikant höhere Ansprechrate (Reduktion des CDAI um 100 Punkte) im Vergleich zu Plazebo (n=8; 75 % versus 25 %). Die Remissionsraten erwiesen sich nicht als unterschiedlich. Ebenso konnten am Ende der 18-wöchigen Nachbeobachtungsphase keine Unterschiede in den Ansprech- und Remissionsraten zwischen den Behandlungsgruppen und Plazebo gezeigt werden. Letzteres galt auch zu jedem Zeitpunkt zwischen den Therapiearmen in Kohorte 1. Allerdings war das Design der Studie danach ausgerichtet die Sicherheit von ABT-874 zu prüfen und nicht dessen Effektivität. Die Response- und Remissionsraten lassen vermuten, dass ABT-874 klinisch und biologisch wirksam ist bei Patienten mit Morbus Crohn, und dies vorzugsweise in der repetitiven Verabreichung einer Dosis von 3 mg/kg. In Patienten mit klinischer Verbesserung unter ABT-874 konnte eine verminderte Sekretion der Zytokine IL-12, IFN-γ, und TNFα von mononukleären Zellen der Lamina propria des Kolons gezeigt werden. Die Therapie wurde in allen Behandlungsarmen vergleichbar gut toleriert. Lediglich die Anzahl an lokalen Injektionsreaktionen war unter ABT-874 erhöht und erreichte bis über 90 % der Patienten unter der Dosis von 3 mg/kg. Weitere Phase 2 Studien sind derzeit mit ABT-874 in Umsetzung.

7.2.2. Ustekinumab

Ustekinumab ist ebenfalls ein humaner IgG$_1$-Antikörper der gegen das p40 von IL-12 und IL-23 gerichtet ist. Humane Daten zu Ustekinumab liegen unter anderem zu Psoriasis, Psoriasisarthritis, multipler Sklerose, und Morbus Crohn vor. Phase III Studien belegen die Wirksamkeit und Sicherheit einer Langzeitbehandlung mit dieser Substanz an Patienten mit Psoriasis[18, 19]. In einem direkten Vergleich mit der TNFα bindenden Substanz Etanercept erwies sich der anti-p40 blockierende Therapie-ansatz sogar als klinisch wirksamer.

In einem doppel-blinden, plazebo-kontrollierten, cross-over Design wurde Ustekinumab an 104 Patienten mit moderaten bis schweren Morbus Crohn in einer Phase 2a Studie untersucht (Population 1) [20]. Die Patienten erhielten in den Wochen 0 bis 3 entweder subkutane Verabreichungen von Plazebo oder 90 mg Ustekinumab, und wurden in den Wochen 8 bis 11 auf die jeweils andere Substanz gewechselt (cross-over Design). Alternativ, wurde bei weiteren Patienten zur Woche 0 Plazebo oder 4,5 mg/kg Ustekinumab intravenös appliziert, und infolge zur Woche 8 die jeweils andere Substanz verabreicht. Die Randomisierung in eine der 4 oben beschriebenen Gruppen erfolgte nach einem Verhältnis von 1:1:1:1. In einer weiteren Studienpopulation (Population 2) wurden über 4 Wochen in einem offenen Studiendesign an 27 Patienten mit primären oder sekundären Non-Response auf den chimären anti-TNFα-Antikörper Infliximab entweder wöchentliche subkutane Gaben oder eine einmalige intravenöse Verabreichung von Ustekinumab durchgeführt. Der primäre Endpunkt der Studie, der als klinisches Ansprechen zur Woche 8 in Population 1, gemessen an einer Reduktion des CDAI Scores um $\geq$25 % und $\geq$70 Punkte von Baseline, definiert war, konnte nicht erzielt werden. Während 49 % der Patienten in der kombinierten Ustekinumab Gruppe diesem Kriterium entsprachen, traf diese für 40 % der Patienten in der kombinierten Placebo Gruppe zu (p=0.34). Unter den sekundären Endpunkten auffallend war, dass zu den Wochen 4 und 6 signifikante Ergebnisse für die kombinierte Ustekinumab Gruppe erhebbar war, insgesamt der Behandlungseffekt unter intravenöser Gabe größer schien, und vorzugsweise in Patienten nach vorangegangener Exposition gegenüber Infliximab eine höhere Wirksamkeit zu sehen war. Letzteres lässt sich auch aus den Ergebnissen der Population 2 ableiten. Ustekinumab wurde gut vertragen, wenngleich die intravenöse Applikation im Vergleich mit Placebo mit einer höheren Rate an Infusionsreaktionen verbunden war. Antikörper gegen Ustekinumab waren nicht nachweisbar.

Wenngleich der primäre Endpunkt der Studie nicht erreicht werden konnte, so erscheint Ustekinumab einen Behandlungsvorteil vor allem für jene Patienten zu erbringen, die ein Therapieversagen auf eine vorangegangene anti-TNFα-Therapie verzeichneten. Ein patho-mechanische Erklärung dieses potentiell vorrangigen Nutzens einer anti-p40 Therapie bei dieser Subgruppe an Patienten fehlt, und möglicherweise ist dieser Effekt allein durch eine geringere Ansprechraten auf Placebo bei Therapieversagern auf Infliximab zu erklären. Der klinische Bedarf an alternativen Therapien für diese Patienten besteht aber zweifelsfrei weiterhin und Phase 3 Studien zu Ustekinumab bei Morbus Crohn stehen unmittelbar vor deren Umsetzung.

7.2.3. Apilimod

Apilimod (STA-5326) ist ein neuartiges "*small molecule*", welches oral verabreicht einen Kandidaten zur Hemmung der Produktion der Zytokine IL-12 und IL-23 darstellt. Apilimod blockiert die nukleäre Translokation von c-rel, eines Transkriptionsfaktors für IL-12. Eine offene Phase I/IIa Studie an Patienten mit moderaten bis schweren Morbus Crohn ist allerdings gescheitert.

 Zusammenfassung

Therapeutische Ansätze, die sich die Blockade der Einwanderung von Leukozyten in das entzündliche Gewebe oder die Neutralisation von IL-12/23 bei CED zunutze machen erscheinen vielversprechend, zeigen aber auch die Limitationen auf, sei es an Wirksamkeit und/oder an Sicherheit, mit denen bei diesen innovativen Medikamenten gerechnet werden muss. So war in Studien an Mäusen die Antagonisierung von IL-12/23 p40 mit tumorfördernden Effekten assoziiert [21]. In der klinischen Studiensituation können Signale einer gesteigerten Inzidenz von Malignomen aufgrund der Fallzahl und Beobachtungsdauer meist nicht erkannt werden und erst die klinische Langzeiterfahrung bringt das Wirkungsprofil von Medikamenten vollends zu Ablichtung, so wie dies durch die Beobachtung der PML unter Natalizumab der Fall war. Zudem ist mit der Wirksamkeit der anti-TNFα-Therapie die Messlatte für alle neuen Substanzen hoch und es könnte Jahrzehnte dauern, bis diese übertroffen werden wird. Dennoch sollten klinische Forschungsansätze mit innovativen Produkten breite Unterstützung seitens Industrie und Klinikern finden, um beizutragen, die enorme Krankheitslast von CED zu mindern.

7.3. Literatur

1. von Andrian UH, Mackay CR. T-cell function and migration. Two sides of the same coin. N Engl J Med. 343 (2000), pp. 1020-34.

2. Berlin C, Berg EL, Briskin MJ, et al. Alpha 4 beta 7 integrin mediates lymphocyte binding to the mucosal vascular addressin MAdCAM-1. Cell 74 (1993), pp. 185-95.

3. Rice GP, Hartung HP, Calabresi PA. Anti-alpha4 integrin therapy for multiple sclerosis: mechanisms and rationale. Neurology. 64 (2005), pp. 1336-42.

4. Souza HS, Elia CC, Spencer J, MacDonald TT. Expression of lymphocyte-endothelial receptor-ligand pairs, alpha4beta7/MAdCAM-1 and OX40/OX40 ligand in the colon and jejunum of patients with inflammatory bowel disease. Gut. 45 (1999), pp. 856-63.

5. Elewaut D, De Keyser F, Cuvelier C, et al. Distinctive activated cellular subsets in colon from patients with Crohn's disease and ulcerative colitis. Scand J Gastroenterol. 33 (1998), pp. 743-8.

6. Karecla PI, Bowden SJ, Green SJ, Kilshaw PJ. Recognition of E-cadherin on epithelial cells by the mucosal T cell integrin alpha M290 beta 7 (alpha E beta 7). Eur J Immunol. 25 (1995), pp. 852-6.

7. FH Gordon, CW Lai, MI Hamilton et al., A randomized placebo-controlled trial of a humanized monoclonal antibody to alpha4 integrin in active Crohn's disease, Gastroenterology 121 (2001), pp. 268–274. Abstract.

8. S Ghosh, E Goldin and FH Gordon et al., Natalizumab for active Crohn's disease, N Engl J Med 348 (2003), pp. 24–32.

9. WJ Sandborn, JF Colombel and R Enns et al., Natalizumab induction and maintenance therapy for Crohn's disease, N Engl J Med 353 (2005), pp. 1912–1925.

10. SR Targan, B Feagan, R Fedorak et al., Natalizumab induces sustained response and remission in patients with active Crohn's disease: results from the ENCORE trial, Gastroenterology 132 (2007), pp. 1672-83.

11. TA Yousry, EO Major, C Ryscketwitsch et al., Evaluation of patients treated with natalizumab for progressive multifocal leukoencephaolopathy, N Engl J Med 354 (2006), pp. 924–933.

12. BG Feagan, GR Greenberg, G Wild et al., Treatment of ulcerative colitis with a humanized antibody to the a4b7 integrin, N Engl J Med 352(2005), pp. 2499–2507.

13. Feagan BG, Greenberg GR, Wild G, et al. Treatment of Active Crohn's Disease with MLN0002, a Humanized Antibody to the a4b7 Integrin: In Press. Clin Gastroenterol Hepatol 2008.

14. Papadakis KA, Prehn J, Moreno ST, et al. CCR9-positive lymphocytes and thymus-expressed chemokine distinguish small bowel from colonic Crohn's disease. Gastroenterology 120 (2001), pp 1339-46.

15. Duerr, R. H. et al. A genome-wide association study identifies IL23R as an inflammatory bowel disease gene. Science 314 (2006), pp 1461–3.

16. Cho J. The genetics and immunopathogenesis of inflammatory bowel disease. Nature Reviews Immunology 8 (2008), pp 458-466.

17. Mannon PJ, Fuss IJ, Mayer L, et al. Anti-IL-12 Crohn's Disease Study Group. Anti-interleukin-12 antibody for active Crohn's disease. N Engl J Med. 351 (2004), pp2069-79.

18. Leonardi CL, Kimball AB, Papp KA, et al. Efficacy and safety of ustekinumab, a human interleukin-12/23 monoclonal antibody, in patients with psoriasis: 76-week results from a randomized, double-blind, placebo-controlled trial (PHOENIX 1). Lancet 371 (2008), pp 1665-1674.

7.3. Literatur

19. Papp KA, Langley RG, Lobwohl M, et al. Efficacy and safety of ustekinumab, a human interleukin-12/23 monoclonal antibody, in patients with psoriasis: 52-week results from a randomized, double-blind, placebo-controlled trial (PHOENIX 2). Lancet 371 (2008), pp1675-1684.

20. Sandborn WJ, Feagan BG, Fedorak RN, et al. A Randomized Trial of Ustekinumab, a Human Interleukin-12/23 Monoclonal Antibody, in Patients With Moderate to Severe Crohn's Disease. Gastroenterology. (2008) Epub ahead of print

21. Langowski JL, Zhang X, Wu L, et al. IL-23 promotes tumour incidence and growth. Nature 442 (2006), pp 461-465.

Neue Therapiestrategien in der Behandlung chronisch entzündlicher Darmerkrankungen

8. Neue Therapiestrategien in der Behandlung chronisch entzündlicher Darmerkrankungen

Anti-TNF-Strategien, ob mit chimeren, mit voll human Antikörpern, oder mit pegylierten Fab-Fragmenten haben eine neue Ära in der Behandlung von chronisch entzündlichen Darmerkrankungen eingeleitet und sich sowohl beim Morbus Crohn als auch bei der Colitis ulcerosa als Wirksam erwiesen [1,2].

Nichtsdestotrotz sollte dabei nicht vergessen werden, dass wir immer wieder Patienten sehen, bei denen anti-TNF-Strategien (i) versagen oder (ii) bei denen es nach anfänglichem Therapieerfolg zu einem schrittweisen Wirksamkeitsverlust kommt.

Die Ätiologie der chronisch entzündlichen Darmerkrankungen bleibt trotz großer Fortschritte und des ständig wachsendem Wissens nach wie vor unklar. So könnte eine Erklärung für die Wirksamkeit von anti-TNF-Strategien bei Colitis ulcerosa und Morbus Crohn, zwei aus entzündungsbiologischer Sicht durchaus unterschiedliche Erkrankungen, darin liegen, dass TNFα ein zentraler Mediator des sogenannten "*common final pathway*" beider Erkrankungen darstellt. Außerdem weisen neuere Daten bezüglich des genetischen Hintergrunds und der pathophysiologischen Mechanismen darauf hin, dass TNFα und dessen up- und downstream Effektoren wohl keine direkte Rolle im Hinblick auf die genetischen Grundlagen der Erkrankung spielen. Dies ist insofern von Bedeutung, als dass dadurch klar wird, dass anti-TNF-Strategien die Methode der Wahl bei der Behandlung der akuten und der aktiven Erkrankung darstellen. Auf der anderen Seite sind TNF-Blocker wohl nicht die optimalen Kandidaten für die Remissionserhaltung. Wir wissen, dass diese Medikamente in der Lage sind Remission effektiv zu erhalten. Der Preis den wir dafür bezahlen ist allerdings die Dauerhemmung eines Schlüsselmediators der anti-infektiösen Immunität. Zusammengefasst bleibt festzuhalten, dass es einen großen Bedarf an neuen Therapiestrategien bei CED gibt. Im folgenden Abschnitt sollen neuere Therapiestrategien besprochen werden, und zwar nicht nur solche, deren Wirksamkeit bereits formell bestätigt wurde, sondern auch solche, die sich derzeit noch in der Testphase für die Therapie chronisch entzündlicher Darmerkrankungen befinden.

8.1. Hemmung von Zytokinen

8.1.1. Interleukin-12 (IL-12)

Interleukin-12 (IL-12) und Interleukin-23 (IL-23) sind zwei zentrale Mediatoren der Entzündungsantwort. Die beiden Mediatoren sind Dimere und teilen eine gemeinsame p40 Untereinheit. IL-12 und IL-23 werden von Zellen der angeborenen Immunität, insbesondere von dendritischen Zellen und Makrophagen gebildet. IL-12 ist das Schlüsselzytokin für die Differenzierung Interferon-gamma produzierender Th-1-CD4+ Helfer-Zellen. IL-23 hingegen dirigiert gemeinsam mit TGF-β und IL-6 die Aktivierung der CD4-Helfer-Zell-Antwort in Richtung Th-17, die durch die Produktion von IL-17 gekennzeichnet ist. Für beide Zytokine wurde gezeigt, dass ihre Neutralisation zu einer Besserung experimentell induzierter Colitiden führt [3,4]. Die pathophysiologische Relevanz von IL-23 wurde vor kurzem insofern erweitert, als dass Polymorphismen im IL-23-Rezeptor mit chronisch entzündlichen Darmerkrankungen assoziiert sind, wenn auch die biologischen Konsequenzen bislang unklar sind [5]. Ein neutralisierender IL-12/IL-23 p40-Antikörper wurde bei Patienten mit Morbus Crohn bereits erfolgreich getestet [6,7]. Genauere Hintergründe werden in Kap. 7. beschrieben.

8.1.2. Interleukin-6 (IL-6)

IL-6 wurde bereits vor mehr 25 Jahren entdeckt [8,9]. Aufgrund der Strukturverwandtschaft und einer gemeinsamen Untereinheit der Rezeptoren definiert man heute eine IL-6-Zytokinfamilie, die man auch als gp130-Zytokine bezeichnet. Zu diesen zählen neben IL-6, *ciliary neurotrophic factor* (CNTF) auch IL-11, *leukemia inhibitory factor* (LIF), *oncostatin* M (OsM), *cardiotrophin* 1 (CT-1), und *cardiotrophin-like cytokine* (CLC). IL-6 wird im Rahmen entzündlicher Prozesse gemeinsam mit anderen pro-inflammatorischen Zytokinen wie IL-1β und TNF von gewebsständigen Makrophagen und weiteren Zellen gebildet. IL-6 ist im Wesentlichen ein Aktivator des Immunsystems. Eine besondere Rolle spielt IL-6 bei der Induktion der akute-Phase-Antwort.

■ C326

C326 ist ein sog. IL-6-"Avimer"-Protein. Avimer-Proteine sind eine neue Klasse inhibitorischer Eiweise. Im Unterschied zu Antikörpern handelt es sich dabei um sog. Multidomänen Proteine. Diese besitzen mehrere unabhängige Bindungsdomänen, die mittels in vitro *exon shuffling* aus einer großen Familie humaner extrazellulärer Rezeptordomänen entwickelt wurden. Diese mehrfache Bindung verbessert Affinität und Spezifität. Die Kopplung einer IgG-bindenden Domäne führte außerdem zu einer Verbesserung der Serumhalbwertszeit [10]. C326 hemmt IL-6, was es zu einer interessanten Substanz für die Behandlung von Morbus Crohn macht. IL-6 "*trans-signaling*" spielt eine wichtige Rolle für die Entstehung von Apoptoseresistenz von T Zellen [11]. Eine Phase I Studie von C326 läuft derzeit (NCT00353756).

■ Tocilizumab

Neben C326 wurde eine weitere anti-IL-6 Strategie, nämlich Tocilizumab – ein humanisierter anti-IL-6-Rezeptor monoklonaler Antikörper – in der Therapie des Morbus Crohn getestet. Dabei zeigte sich ein klinisches Ansprechen in 80 % der Patienten zum Unterschied von 31 % in der Placebogruppe. Allerdings wurde dieses Ergebnis aufgrund eines fehlenden endoskopischen Ansprechens relativiert [12].

8.1.3. Interferon gamma (IFN-γ)

Interferon gamma (IFN-γ) ist einer der zentralen pro-inflammatorischen Mediatoren. IFN-γ ist in der Lage eine Vielzahl von immunkompetenten Zellen wie Makrophagen, Endothelzellen und Lymphozyten zu aktivieren. IFN-γ ist das Leitzytokin der Th1-CD4-Helfer-Zell-Antwort und erhöhte mukosale IFN-γ-Spiegel wurden bei Patienten mit Morbus Crohn beschrieben.

Fontolizumab (HuZaf™), ein humanisierter IFN-γ-blockierender Antikörper, wurde bereits in zwei Phase II Studien bei Patienten mit Morbus Crohn getestet [13,14]. Hommes et al. inkludierten 133 Patienten mit einem CDAI zwischen 250 und 450, die jeweils Placebo, 4 oder 10 mg/kg Fontolizumab erhielten. 42 Patienten erhielten jeweils eine Dosis und 91 Patienten erhielten eine zweite Dosis Fontolizumab an Tag 28. Die Autoren fanden keinen statistisch signifikanten Unterschied im klinischen Ansprechen (Reduktion des CDAI um 100 Punkte oder mehr) nach 28 Tagen. Allerdings zeigten jene Patienten die eine zweite Dosis Fontolizumab erhielten an Tag 56 eine signifikant verbesserte klinische Ansprechrate (Plazebo: 32 %, 9/32; 4 mg/kg: 69 %, 22/32 und 10 mg/kg: 67 %, 21/31). In der zweiten Studie wurden 45 Patienten wiederum mit einem CDAI von 250 bis 400 eingeschlossen und erhielten randomisiert Plazebo, 0,1 mg/kg, 1 mg/kg oder 4 mg/kg Fontolizumab. An Tag 29 wurden jene Patienten mit klinischem Ansprechen nochmals randomisiert, um in weiterer Folge 4-wöchentlich insgesamt dreimal eine halbe Initialdosis zu erhalten. Nach 4 Wochen konnte ein signifikanter Rückgang des *Crohn's disease endoscopic index of severity* und des serum C-reaktiven Proteins bei mit 4 mg/kg Fontolizumab behandelten Patienten versus Plazebo festgestellt werden. Insgesamt wurde Fontolizumab in beiden Studien gut toleriert.

8.2. Signalkaskaden

8.2.1. CNI 1493: ein Hemmstoff der *c-Jun N-terminal kinase* (JNK) und p38 *mitogen activated protein kinase* (MAPK)

Die Initiierung von Entzündungsantworten wird häufig durch extrazelluläre Signale vermittelt, die über verschiedene intrazelluläre Signalkaskaden zur Aktivierung von Transkriptionsfaktoren führen, die wiederum eine Induktion von Genprodukten nach sich ziehen. Der zentrale und wohl best charakterisierte Transkriptionsfaktor ist *nuclear factor of kappa B* (NF-κB), dessen Aktivierung am Ende unterschiedlicher Signalkaskaden steht. Trotz der zentralen Rolle von NF-κB ist zur Erlangung einer maximalen transkriptionalen Aktivierung die Induktion weitere Transkriptionsfaktoren nötig, die NF-κB bei der Aktivierung seiner Target Gene assistieren. Diese Faktoren stammen häufig aus der Familie der Mitogen-aktivierten Protein Kinasen (MAPK). Man kennt mehrere verschiedene MAPK Kaskaden, wobei die drei best untersuchten extrazelluläre regulierende Kinase (ERK), c-Jun N-terminale Kinase (JNK) und p38-MAPK-Kaskade darstellen. p38 wurde ursprünglich als IL-1 und LPS aktivierte Kinase beschrieben [15,16]. Eine Unterdrückung von p38 führt zu einer starken Hemmung der LPS-induzierten TNF-Produktion in Makrophagen. JNK wurde durch dessen Fähigkeit c-Jun - ein Bestandteil des Transkriptionsfaktors AP-1, zu phosphorylieren und dadurch zu aktivieren - identifiziert. Man weiß heute, dass JNK an der Phosphorylierung weiterer Transkriptionsfaktoren und anderer Proteine beteiligt ist. Die therapeutische Applikation eines spezifischen Inhibitor von JNK, nämlich SP6000125, führte in einem Tiermodell für Rheumatoide Arthritis nicht nur zu einer Reduktion der Entzündungsantwort, sondern beugte auch dem Gewebsschaden vor [17].

CNI-1493 ist ein kombinierter MAPK- und JNK-Inhibitor, der indirekt die Expression verschiedener pro-inflammatorischer Zytokine hemmt. CNI-1493 kam in einer frühen Studie bei 12 Patienten mit Morbus Crohn zum Einsatz und es zeigte sich ein erfreuliches Toxizitätsprofil und erste Hinweise für Effektivität [18]. Dies gab Anlass für eine größere Phase II/III Studie, die auch zwischen 2002 und 2003 durchgeführt wurde. Die Ergebnisse dürfen mit Spannung erwartet werden.

8.2.2. Delmitide (RDP-58): ein Inhibitor des pre-MAPK, MyD88-IRAK-TRAF6-Protein-Komplexes

Die Aktivierung von Toll-like-Rezeptoren (TLRs), wie TLR1, TLR2, TLR4-9, TLR11 (Ausnahme TLR3) sowie Interleukin (IL) -1 und IL-18 führt über die Rekrutierung und Interaktion von *myeloid differentiation primary-response gene 88* (MyD88), IL-1 *receptor-associated kinase* (IRAK) und *TNF-receptor associated factor 6* (TRAF6) zur Aktivierung der *inhibitor of κB kinase* (IKK) und somit zur Aktivierung von NF-κB [19]. Delmitide ist ein neues anti-inflammatorische D-amino Dekapeptid, das die Signalweiterleitung durch Blockade eben dieses MyD88-IRAK-TRAF6-Protein-Komplexes unterbricht. Es wurde für die Therapie von chronisch entzündlichen Darmerkrankungen konzeptiert. RDP-58 wurde in 2 randomisierten multi-Zentrum Doppelblindstudien bislang lediglich bei Patienten mit Colitis ulcerosa getestet [20]. Die erste Studie mit 100 mg Delmitide verlief negativ. Eine zweite Studie mit einer höheren Dosis von 200 und 300 mg versus Placebo ergab einen Therapieerfolg in 71 % bzw. 73 % versus 43 % in der Placebogruppe.

8.3. Hemmung der T-Zell-Aktivierung

8.3.1. Visilizumab: ein humanisierter anti-CD3 monoklonaler Antikörper

Visilizumab ist ein monoklonaler und humanisierter Antikörper dessen therapeutisches Ziel der CD3-T-Zell-Rezeptor-Komplex darstellt. Aufgrund des IgG2-Phänotyps ist Visilizumab – im Unterschied zu dem schon länger bekannten OKT3-Antikörper – nicht in der Lage Komplement zu aktivieren und interagiert somit nicht mit Typ I und III Fc Rezeptoren. Durch die Einbringung gezielter Mutationen im Fc-Teil des Antikörpers konnte außerdem eine Interaktion mit Typ II Fc Rezeptoren unterbunden werden. Visilizumab führt durch die Aktivierung von Lck zur Induktion von Apoptose in aktivierten T-Zellen. Dabei kommt es durch die oben beschriebenen Eigenschaften nur in geringen Maße zu Nebenwirkungen aufgrund einer überschüssige Zytokin-Freisetzung [21]. Eine Phase I Studie in 32 steroidrefraktären Colitis ulcerosa Patienten wurde kürzlich publiziert [22]. Nach 30 Tagen zeigten 84 % der behandelten Patienten ein klinisches Ansprechen, 41 % gingen in Remission und 44 % zeigten endokopisch mukosale Remission. 8 Patienten erhielten 15 µg/kg Antikörper, eine Dosis die aufgrund protrahierter Toxizität mit einer T-Zell-Erholungszeit von mehr als 30 Tagen in 2 dieser 8 Patienten auf 10 µg/kg für die übrigen 24 in die Studie inkludierten Patienten reduziert wurde. Milde bis moderate Symptome aufgrund des Zytokinausstoßes wurden in 100 % bzw. 83 % in der 15 µg/kg bzw. 10 µg/kg Dosisgruppe registriert. Alle Patienten zeigten einen raschen Abfall der zirkulieren CD4+ Helfer-Zellen, welche an Tag 30 in 26 von 30 untersuchten Patienten wiederum Ausgangwerte erreichten. Visilizumab wurde auch in Patienten mit Crohn getestet. Ein Abstract wurde bei der DDW 2006 präsentiert. In den 12 getesteten Patienten zeigten 75 % ein klinisches Ansprechen, wobei ein Langzeit-Remission in 38 % registriert werden konnte.

8.3.2. Abatacept (Orencia®): ein CTLA4-Immunoglobulin Fusionsprotein

Zur vollständinge Aktivierung benötigen T-Zellen mindesten 2 Signale von Antigen-präsentierenden

Zellen (APC). Das erste Signal ist spezifisch und resultiert aus der Erkennung des durch den Haupthistokompatibilitätskomplex (MHC) präsentierten Antigens durch den T-Zell-Rezeptor. Das zweite Signal wiederum entstammt aus der Interaktion von CD28 auf der T-Zelle mit CD80 bzw. CD86 auf der Antigen-präsentierenden Zelle. Nach vollständiger Aktivierung von zytotoxischen T-Zellen wird auf deren Oberfläche *cytotoxic T-cell associated antigen 4* (CTLA4) hochreguliert. CTLA4 hat eine höhere Affinität für CD80 und CD86 als CD28. Man nimmt an, dass die biologische Funktion von CTLA4 die Terminierung bzw. Limitierung der T-Zell-Antwort sein könnte. Das Potential von CTLA4 die Übertragung des sog. zweiten Signals zu unterbinden wurde durch die Entwicklung dieses Therapeutikums, bei dem die extrazelluläre Domäne von CTLA4 mit einer modifizierten Fc-Domäne von humanen IgG1 fusioniert wurde, adressiert.

Abatacept ist also ein CTLA4-Ig-Fusionsprotein, das selektiv ko-stimulatorische Signale, die für die T-Zell-Aktivierung notwending sind, blockiert [23,24]. Abatacept wurde in der Behandlung von Methotrexat und TNFα refraktären Patienten mit Rheuamtoider Arthritis erfolgreich getestet und ist in dieser Indikation zugelassen [25,26].

Aktuell werden Phase III Studien bei der Colitis ulcerosa und beim Morbus Crohn durchgeführt.

8.3.3. IDEC-131: ein humanisierter anti-CD40-Ligand-Antikörper

CD40 und CD40L sind ein weiteres Paar von Oberflächenmolekülen, die eine wichtige Rolle für die Ko-Stimulation zwischen Antigen-präsentierenden Zellen und T-Zellen spielt. Außerdem ist CD40 bei der Plättchenaktivierung im Rahmen der Thrombozytenaggregation beteiligt. Es wurden Phase I und II Studien mit IDEC-131 bei Morbus Crohn begonnen [27]. Außerdem wurde das Präparat bei Psoriasis, bei idiopathischer thrombozytopenischer Purpura, bei multipler Sklerose und bei systemischen Lupus erythematodes getestet [28]. In einem preliminären Report bei systemischen Lupus erythematodes erwies sich IDEC-131 sicher und gut verträglich. Allerdings konnte keine Wirksamkeit gegenüber Placebo nachgewiesen werden. Die Wirksamkeit von IDEC-131 konnte bislang nicht bewiesen werden. Einige Studien mussten aufgrund thrombembolischer Komplikationen eingestellt werden.

8.3.4. Basiliximab und Daclizumab: zwei humanisierte IL-2-Rezeptor-alpha-Ketten (CD25) monoklonale Antikörper

Obwohl sowohl Basiliximab (Simulect®) als auch Daclizumab (Zenapax®) primär bei steroidrefraktärer Colitis ulcerosa getestet wurden, sollen die beiden Substanzen aufgrund der thematischen Zusammenhanges hier erwähnt werden. Die autokrine Stimulation von T-Lymphozyten durch Interleukin-2 ist essentiell für die Aktivierung und Proliferation dieser Zellen. IL-2 wirkt dabei über den IL-2-Rezeptor. Dieser besteht aus einer α–, β– und γ-Kette, wobei die für die effiziente Bindung notwendige α-Kette erst durch die T-Zell-Aktivierung induziert wird. Sowohl Basiliximab als auch Daclizumab sind gegen die IL-2-Rezeptor-α-Kette (CD25) gerichtet und wurden ursprünglich für die Behandlung der akuten Abstoßungsreaktion konzipiert. Creed et al. berichteten, dass neun von zehn steroid-refraktären Colitis ulcerosa Patienten nach einer einmaligen Basiliximab Gabe in Remission gingen [29]. Eine randomisierte doppelblinde, plazebokontrollierte Studie bei steroidrefraktärer Colitis ulcerosa wird derzeit durchgeführt.

Nach anfänglichen Hinweisen für Wirksamkeit [30], erwies sich Daclizumab, ein humanisierter anti-IL-2-Rezeptor-α-Ketten-Antikörper, in einer randomisierten, Plazebo-kontrollierten, doppelblinden Studie als nicht wirksam [31].

8.4. Blockierung der Zell-Migration

8.4.1. Natalizumab (Tysabri®): ein anti-α_4 Integrin monoklonaler Antikörper

Die in diesem Zusammenhang in den letzten Jahren wohl am meist diskutierte Substanz ist ein monoklonaler Antikörper, der gegen die α_4-Kette der sog. Integrin-Familie gerichtet ist. Natalizumab (Tysabri®) hemmt $\alpha_4\beta_7$- und $\alpha_4\beta_1$-Integrine und somit das Einwandern von Entzündungszellen in Entündungsgebiete. Die Wirksamkeit von Natalizumab bei Morbus Crohn konnte in mehreren Studien belegt werden [32-34]. Aufgrund von drei

Fällen einer ansonsten extrem seltenen Erkrankung, der progressiven multifokalen Leukenzephalopathie (PML), die durch John Cunningham (JC) Polyomavirus verursacht wird, wurde die Substanz 2005 vom Markt genommen [35,36]. Nach kritischer Prüfung aller bislang erhobenen Daten erhielt die Substanz mittlerweile wieder die Zulassung zur Behandlung von MS und Morbus Crohn. Genaueres über Natalizumab soll an anderer Stelle berichtet werden.

8.4.2. Firategrast (GSK683699, SB-683699, T-0047): ein oraler Integrin $\alpha 4$ Antagonist)

Firategrast ist ein oraler Inhibitor von $\alpha 4$-Integrinen. Aufgrund des ähnlichen Wirkmechanismus zu Natalizumab soll diese Substanz an dieser Stelle erwähnt werden. Phase II Studien zur Sicherheit und Effektivität von Firategrast bei Multipler Sklerose und bei Morbus Crohn wurden 2005 aufgrund der Natalizumab-Problematik gestoppt. Während die Studien der Multiplen Sklerose wieder aufgenommen wurden, sind derzeit keine neuen Untersuchungen der Substanz bei Morbus Crohn bei clinicaltrials.gov registriert.

8.4.3. MLN02: ein anti-$\alpha 4\beta 7$ Integrin monoklonaler Antikörper

MLN02 ist ein humanisierter monoklonaler Antikörper der zum Unterschied von Natalizumab das kombinierte $\alpha 4\beta 7$-Dimer und somit die Darm-spezifische Einwanderung von Entzündungszellen blockiert. Dieser Antikörper wurde in einer Multicenter Studie randomisiert, doppel-blind und plazebo-kontrolliert in 181 Patienten mit aktiver Colitis ulcerosa getestet. Dabei führte die Behandlung mit 0,5 mg/kg bzw. 2 mg/kg zu einem signifikant besseren Ansprechen im Sinne von klinischer und endoskopischer Remission als Placebo (33 %, 32 % und 14 %) [37]. In einer Phase II Studie beim mäßig bis mittelgradigem Morbus Crohn war der Antikörper der Gabe von Placebo nicht überlegen.

8.4.4. Alicaforsen (ISIS2302): ein ICAM1 *antisense oligonucleotide*

Alicaforsen stellt im Unterschied zu Antikörpern und "*small molecule*" Inhibitoren einen unterschiedlichen Wirkmechanismus dar. Man macht sich dabei die Wirkung sogenannter Antisense Nukleotide zunutze, die spezifisch an die mRNA binden und somit die Translation in ein funtionelles Protein verhindern. Die dabei entstehenden Dimere aus der Ziel mRNA und dem spezifischen Oligonukleotid werden in der Folge durch RNAse H abgebaut. Das therapeutische Ziel von Alicaforsen ist die mRNA für *intracellular adhesion molecule 1* (ICAM-1). Intrazelluläre Adhäsionsmoleküle (ICAMs) tragen zur Leukozyten-Adhäsion und -Migration bei und sind an der Lymphozyteneinwanderung und Aktivierung im Intestinum verantwortlich. ICAMs werden von unterschiedlichsten Zellen wie Endothelzellen, Leukozyten, von Fibroblasten und Colonocyten produziert und auf entzündliche Reize hin hochreguliert. Alicaforsen blockiert die ICAM-1 Produktion. Die i.v. Applikation von Alicaforsen in Patienten mit moderaten bis schweren Morbus Crohn zeigte in initialen Placebo-kontrollierten Studien Wirksamkeit [38]. Die Wirksamkeit konnte, trotz guter Verträglichkeit, in größeren Folgestudien nicht reproduziert werden [39].

8.4.5. CCX282-B: ein oraler CCR9 Antagonist

Traficet-EN™ (CCX282-B) ist ein oral wirksamer Hemmstoff des Chemokin Rezeptors CCR-9, der von aktivierten T-Lymphozyten gebildet wird. Interaktion mit dessen Liganden CCL25, der von intestinalen Epithelzellen gebildet wird, ist essentiell für die Einwanderung von T-Zellen in den Gastrointestinaltrakt und speziell ins kleine Intestinum [40,41]. CCX282-B wird aktuell in einer großen Phase IIb Studie mit dem Titel PROTECT-1 beim Morbus Crohn getestet, nachdem bei der *United European Gastroenterology Week* 2006 vielversprechende Phase IIa Daten präsentiert wurden.

8.5. Sonstige Therapiestrategien

8.5.1. Filgrastim (G-CSF) und Sargramostim (GM-CSF)

Bei Filgrastim handelt es sich um rekombinates G-CSF wie es in der Hämatoonkologie bei Leukopenie eingesetzt wird. Aus dem Konzept heraus, dass es sich bei der beim Morbus Crohn auftretenden charakteristischen Entzündung um eine Sekundärphänomen auf dem Boden eines primären Defekts der angeborenen Immunität handeln könnte, führten Korzenik und Dieckgraefe eine Pilotstudie durch, bei der 20 Patienten mit aktivem Crohn behandelt wurden [42]. Die Autoren berichteten über eine Ansprechrate im Sinne eines Δ70 CDAI von 55 % der behandelten Patienten und verzeichneten eine längerfristige Remission in 25 %. Bemerkenswert ist auch, dass drei von vier Patienten mit fistulierendem Verlauf ein positives Ansprechen zeigten.

Eine weitere Studie, die ebenfalls von Dr. Korzernik durchgeführt wurde, untersuchte die Wirksamkeit von rekombiantem GM-CSF (Sargramostim) auf Effektivität in der Behandlung von Morbus Crohn [43]. Bei dieser randomisierte Plazebokontrollierte Studie bei 124 Patienten mit mittelgradigen bis schweren Morbus Crohn, wurden täglich 6 µg per Kilogramm Sargramostim bzw. Placebo subutan appliziert. Nach 56 Tagen zeigte sich kein signifikanter Unterschied im Sinne eines klinischen Ansprechens (Δ70 CDAI) als primärer Endpunkt (54 % Sargramostim, 44 % Plazebo).

8.5.2. Somatotropin (STH, Wachstumshormon)

Vor dem Hintergrund der Effekte von Wachstumshormon und *Insulin-like Growth Factors* auf intestinales Wachstum und Reparatur wurde in einer präliminären Studie in 37 Patienten mit moderatem bis schweren Morbus Crohn die Wirksamkeit von Somatotropin versus Placebo getestet [44]. Ausgehend von einer Loadingdose von 5 mg STH subkutan täglich für 1 Woche wurde mit 1.5mg täglich als Erhaltungsdosis fortgefahren. Nach vier Monaten zeigte sich eine Reduktion des CDAI von 144 +/- 143 Punkten in der Somatotropin Gruppe verglichen mit einem Abfall von 19 +/- 63 Punkten in der Placebo Gruppe. Tierexperimentelle Daten zeigen, dass durch die Aktivierung von SHP-2 die Phosphorylierung von STAT3, einem wichtigen pro-inflammatorischen Transkriptionsfaktor, unterdrückt wird [45].

8.5.3. Tetomilast (OPC-6535; *phosphodiesterase-4 inhibitor, superoxide anion production inhibitor*)

Tetomilast wurde durch ein *in vitro* screening Verfahren identifiziert, bei dem Thiazol-basierte Substanzen auf deren anti-inflammatorischen Eigenschaften in Neutrophilen Granulozyten getestet wurden. Präklinische Analysen ergaben, dass OPC-6535 einige pro-inflammatorische Funktionen aktivierter Leukozyten, wie beispielsweise die Freisetzung von Superoxid Anionen und Proteasen, hemmen kann. Nachdem Tetomilast in mehreren experimentellen Colitismodellen erfolgreich war [46], wurde eine Phase II Studie in 186 Patienten mit milder bis mittelgradiger Colitis ulcerosa durchgeführt [47]. Dabei ergab sich kein signifikanter Unterschied in der Ansprechrate von Patienten die mit 25 mg Tetomilast (52 %), 50mg Tetomilast (39 %) oder Placebo (35 %) behandelt wurden. Eine post-hoc Analyse, die nur Patienten mit höherer Ausgangaktivität einschloss, ergab allerdings Hinweise für eine Wirksamkeit der Substanz, was Anlass für die Initiierung von Folgestudien gab. Eine weitere Studie für Tetomilast bei der Colitis ulcerosa und eine Studie für Tetomilast beim Morbus Crohn sind am Laufen.

8.5.4. Prochymal (adulte humane mesenchymale Stammzellen)

Das Produkt von Osiris Therapeutics besteht laut Firma aus einer Präparation von mesenchymalen Stammzellen, die aus dem Knochenmark von gesunden jungen Spendern gewonnen und in einem speziellen Verfahren für die intra-venöse Injektion aufbereitet werden. Ebenfalls nach Angaben der Firma ist Prochymal in der Lage die Produktion pro-inflammatorischer Zytokine und der T-Zell-Proliferation zu hemmen. Die Stammzellen sollen insbesondere an Orte der Gewebsentzündung und Gewebsschädigung wandern und lokal Heilungs- und Reparaturvorgänge unterstützen. In einer kleinen (10 Patienten), prospektiven, randomisierten open-label Studie, wurde die Zellpräparation bei Patienten mit Morbus Crohn, die auf Therapie mit Steroiden, Immunmodulatoren und Biologics versagt haben, getestet. Dabei ergab sich nach Angaben der Firma ein mittlerer CDAI Abfall von 105 Punkten nach 28 Tagen. Basierend auf diesen präliminären Daten läuft derzeit eine größere Phase III Studie.

8.5.5. Rivenprost (ONO-4819CD; *intravenous EP4-selective agonist*)

Prostaglandin E Rezeptor 4 (EP4) ist einer von mehreren bekannten Prostaglandinrezeptoren. Genetische Deletion dieses Rezeptor verursacht in Mäusen eine hohe Suszeptibilität für DSS Colitis [48]. Bemerkenswerterweise wurde erst kürzlich gezeigt, dass die humane Region p13.1 auf Chromosom 5 mehrere genetische Marker enthält, die mit dem Auftreten von Morbus Crohn assoziiert sind. Dabei korrelieren die Krankheits-assoziierten Allele mit der Menge an EP4 (PTGER4), das Gen das sich der assoziierten Region am nähesten befindet [49]. Rivenprost – ein hochselektiver EP4-Agonist – wird derzeit in einer randomisierten, doppelblinden, Placebo-kontrollierten *Safety/Efficacy* Phase II Studie bei milder bis moderater Colitis ulcerosa getestet (NCT00296556). Die Ergebnisse werden mit Spannung erwartet.

8.5.6. Atorvastatin

Der 3-Hydroxy-3-Methylglutaryl-CoA (HMG-CoA)-Reduktase-Hemmstoff besitzt, wie andere Statine auch, viele immunmodulatorische Effekte. So wurde gezeigt, dass Atorvastatin die Produktion von MCP-1 und TNFα in ex vivo gezüchteten Monozyten von Patienten mit Morbus Crohn unterdrücken konnte [50]. Eine Phase II Studie an der Universität Malmö, die Atorvastatin bei Patienten mit Morbus Crohn auf dessen Sicherheit und Effektivität getestet hat, wurde vor kurzem abgeschlossen und die Ergebnisse werden mit großem Interesse erwartet.

8.5.7. Phosphatidylcholin

Die intestinale Homöostase setzt eine intakte mukosale Barriere voraus. Dabei werden die intestinalen Epithelzellen luminal von einer kontinuierlichen hydrophoben Schicht aus Mucus geschützt. Phospholipide sind ein Bestandteil des Mucus der zu 90 % aus Phosphatidylcholin und Lysophosphatidylcholin besteht [51,52]. Es wurde gezeigt, dass die topische Applikation von Phosphatidylcholin vor tierexperimentellen Colitiden schützt [53]. Die Rolle von Phosphatidylcholin als Mukosa-Protektivum wurde klinisch in mehreren Studien untersucht. So konnte in einer deutschen single-centre Studie bei 60 nicht Steroidabhängigen Patienten mit Colitis ulcerosa durch die orale Gabe eines Phosphatidylcholin retard Präparats in 53 % der behandelten Patienten eine signifikante Reduktion des CAI auf weniger als 3 erreicht werden, im Unterschied zu 10 % in der Placebo Gruppe [52].

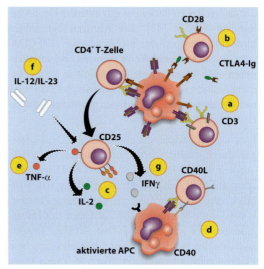

Abb. 8.1: Morbus Crohn ist durch eine kontinuierliche Aktivierung von T-Lymphozyten gekennzeichnet. Verschiedene Therapiestrategien wurden entwickelt um diese dauerhafte Immunaktivierung zu unterbinden. (**a**) Die Singaltransduktion des T-Zellrezeptors über CD3 wird durch den Antikörper Visilizumab blockiert. (**b**) Die Übertragung des für die T-Zell-Aktivierung essentiellen zweiten Signals über CD28 wird durch ein CTLA4-Ig-Fusionsprotein Abatacept verhindert. (**c**) Die autokrine Stimulation von T-Zellen über Interleukin-2 wird durch die Antikörper Basiliximab und Daclizumab unterbrochen. (**d**) Die Stimulation von Antigen-präsentierenden Zellen (APC) durch Interaktion von CD40L auf T-Zellen mit CD40 auf APC wird durch IDEC-131, einem CD40L-blockierendem Antikörper unterdrückt. (**e**) Membranständiges und zirkulierendes TNFα wird durch verschiedene anti-TNF-Stategien (Antikörper und TNFR-Fusionsprotein) geblockt. (**f**) Die p40-Kette von Interleukin-12 und Interleukin-23 wird durch ABT-874 und Ustekinumab (CNTO 1275) blockiert. (**g**) Fontolizumab ist ein IFN-γ blockierender Antikörper.

8.6. Literatur

1. Targan, S.R. *et al.* (1997) A short-term study of chimeric monoclonal antibody cA2 to tumor necrosis factor alpha for Crohn's disease. Crohn's Disease cA2 Study Group. *N. Engl. J. Med.* 337, 1029-1035

2. Rutgeerts, P. *et al.* (2005) Infliximab for induction and maintenance therapy for ulcerative colitis. *N. Engl. J. Med.* 353, 2462-2476

3. Neurath, M.F. *et al.* (1995) Antibodies to interleukin 12 abrogate established experimental colitis in mice. *J. Exp. Med.* 182, 1281-1290

4. Kullberg, M.C. et al. (2006) IL-23 plays a key role in Helicobacter hepaticus-induced T cell-dependent colitis. *J. Exp. Med.* 203, 2485-2494

5. Duerr, R.H. et al. (2006) A genome-wide association study identifies IL23R as an inflammatory bowel disease gene. *Science* 314, 1461-1463

6. Mannon, P.J. et al. (2004) Anti-interleukin-12 antibody for active Crohn's disease. *N. Engl. J. Med.* 351, 2069-2079

7. Sandborn, W.J. et al. (2008) A Randomized Trial of Ustekinumab, a Human Interleukin-12/23 Monoclonal Antibody, in Patients With Moderate to Severe Crohn's Disease. *Gastroenterology*

8. Weissenbach, J. et al. (1980) Two interferon mRNAs in human fibroblasts: in vitro translation and Escherichia coli cloning studies. *Proc. Natl. Acad. Sci. U. S. A* 77, 7152-7156

9. Hirano, T. et al. (1986) Complementary DNA for a novel human interleukin (BSF-2) that induces B lymphocytes to produce immunoglobulin. *Nature* 324, 73-76

10. Silverman, J. et al. (2005) Multivalent avimer proteins evolved by exon shuffling of a family of human receptor domains. *Nat. Biotechnol.* 23, 1556-1561

11. Atreya, R. et al. (2000) Blockade of interleukin 6 trans signaling suppresses T-cell resistance against apoptosis in chronic intestinal inflammation: evidence in crohn disease and experimental colitis in vivo. *Nat. Med.* 6, 583-588

12. Ito, H. et al. (2004) A pilot randomized trial of a human anti-interleukin-6 receptor monoclonal antibody in active Crohn's disease. *Gastroenterology* 126, 989-996

13. Hommes, D.W. et al. (2006) Fontolizumab, a humanised anti-interferon gamma antibody, demonstrates safety and clinical activity in patients with moderate to severe Crohn's disease. *Gut* 55, 1131-1137

14. Reinisch, W. et al. (2006) A dose escalating, placebo controlled, double blind, single dose and multidose, safety and tolerability study of fontolizumab, a humanised anti-interferon gamma antibody, in patients with moderate to severe Crohn's disease. *Gut* 55, 1138-1144

15. Freshney, N.W. et al. (1994) Interleukin-1 activates a novel protein kinase cascade that results in the phosphorylation of Hsp27. *Cell* 78, 1039-1049

16. Han, J. et al. (1994) A MAP kinase targeted by endotoxin and hyperosmolarity in mammalian cells. *Science* 265, 808-811

17. Han, Z. et al. (2001) c-Jun N-terminal kinase is required for metalloproteinase expression and joint destruction in inflammatory arthritis. *J. Clin. Invest* 108, 73-81

18. Hommes, D. et al. (2002) Inhibition of stress-activated MAP kinases induces clinical improvement in moderate to severe Crohn's disease. *Gastroenterology* 122, 7-14

19. Trinchieri, G. et al. (2007) Cooperation of Toll-like receptor signals in innate immune defence. *Nat. Rev. Immunol.* 7, 179-190

20. Travis, S. et al. (2005) RDP58 is a novel and potentially effective oral therapy for ulcerative colitis. *Inflamm. Bowel. Dis.* 11, 713-719

21. Cole, M.S. et al. (1999) HuM291, a humanized anti-CD3 antibody, is immunosuppressive to T cells while exhibiting reduced mitogenicity in vitro. *Transplantation* 68, 563-571

22. Plevy, S. et al. (2007) A phase I study of visilizumab, a humanized anti-CD3 monoclonal antibody, in severe steroid-refractory ulcerative colitis. *Gastroenterology* 133, 1414-1422

23. Yamada, A. et al. (2002) The role of novel T cell costimulatory pathways in autoimmunity and transplantation. *J. Am. Soc. Nephrol.* 13, 559-575

24. Moreland, L. et al. (2006) Abatacept. *Nat. Rev. Drug Discov.* 5, 185-186

25. Kremer, J.M. et al. (2006) Effects of abatacept in patients with methotrexate-resistant active rheumatoid arthritis: a randomized trial. *Ann. Intern. Med.* 144, 865-876

26. Genovese, M.C. et al. (2005) Abatacept for rheumatoid arthritis refractory to tumor necrosis factor alpha inhibition. *N. Engl. J. Med.* 353, 1114-1123

27. Danese, S. et al. (2004) The CD40/CD40L costimulatory pathway in inflammatory bowel disease. *Gut* 53, 1035-1043

28. Dumont, F.J. (2002) IDEC-131. IDEC/Eisai. *Curr. Opin. Investig. Drugs* 3, 725-734

29. Creed, T.J. et al. (2003) Basiliximab (anti-CD25) in combination with steroids may be an effective new treatment for steroid-resistant ulcerative colitis. *Aliment. Pharmacol. Ther.* 18, 65-75

30. Van Assche, G. et al. (2003) A pilot study on the use of the humanized anti-interleukin-2 receptor antibody daclizumab in active ulcerative colitis. *Am. J. Gastroenterol.* 98, 369-376

31. Van Assche, G. et al. (2006) Daclizumab, a humanised monoclonal antibody to the interleukin 2 receptor (CD25), for the treatment of moderately to severely active ulcerative colitis: a randomised, double blind, placebo controlled, dose ranging trial. *Gut* 55, 1568-1574

32. Ghosh, S. et al. (2003) Natalizumab for active Crohn's disease. *N. Engl. J. Med.* 348, 24-32

33. Sandborn, W.J. et al. (2005) Natalizumab induction and maintenance therapy for Crohn's disease. *N. Engl. J. Med.* 353, 1912-1925

34. Targan, S.R. et al. (2007) Natalizumab for the treatment of active Crohn's disease: results of the ENCORE Trial. *Gastroenterology* 132, 1672-1683

35. Kleinschmidt-DeMasters, B.K. et al. (2005) Progressive multifocal leukoencephalopathy complicating treatment with natalizumab and interferon beta-1a for multiple sclerosis. *N. Engl. J. Med.* 353, 369-374

36. Langer-Gould, A. et al. (2005) Progressive multifocal leukoencephalopathy in a patient treated with natalizumab. *N. Engl. J. Med.* 353, 375-381

37. Feagan, B.G. et al. (2005) Treatment of ulcerative colitis with a humanized antibody to the alpha4beta7 integrin. *N. Engl. J. Med.* 352, 2499-2507

38. Yacyshyn, B.R. et al. (1998) A placebo-controlled trial of ICAM-1 antisense oligonucleotide in the treatment of Crohn's disease. *Gastroenterology* 114, 1133-1142

39. Schreiber, S. et al. (2001) Absence of efficacy of subcutaneous antisense ICAM-1 treatment of chronic active Crohn's disease. *Gastroenterology* 120, 1339-1346

40. Zabel, B.A. et al. (1999) Human G protein-coupled receptor GPR-9-6/CC chemokine receptor 9 is selectively expressed on intestinal homing T lymphocytes, mucosal lymphocytes, and thymocytes and is required for thymus-expressed chemokine-mediated chemotaxis. *J. Exp. Med.* 190, 1241-1256

41. Svensson, M. et al. (2002) CCL25 mediates the localization of recently activated CD8alphabeta(+) lymphocytes to the small-intestinal mucosa. *J. Clin. Invest* 110, 1113-1121

42. Korzenik, J.R. et al. (2005) An open-labelled study of granulocyte colony-stimulating factor in the treatment of active Crohn's disease. *Aliment. Pharmacol. Ther.* 21, 391-400

43. Korzenik, J.R. et al. (2005) Sargramostim for active Crohn's disease. *N. Engl. J. Med.* 352, 2193-2201

44. Slonim, A.E. et al. (2000) A preliminary study of growth hormone therapy for Crohn's disease. *N. Engl. J. Med.* 342, 1633-1637

45. Han, X. et al. (2005) Growth hormone inhibits signal transducer and activator of transcription 3 activation and reduces disease activity in murine colitis. *Gastroenterology* 129, 185-203

46. Ichikawa, H. et al. (2008) Tetomilast suppressed production of proinflammatory cytokines from human monocytes and ameliorated chronic colitis in IL-10-deficient mice. *Inflamm. Bowel. Dis.*

47. Schreiber, S. et al. (2007) A randomized, placebo-controlled, phase II study of tetomilast in active ulcerative colitis. *Gastroenterology* 132, 76-86

48. Kabashima, K. et al. (2002) The prostaglandin receptor EP4 suppresses colitis, mucosal damage and CD4 cell activation in the gut. *J. Clin. Invest* 109, 883-893

49. Libioulle, C. et al. (2007) Novel Crohn disease locus identified by genome-wide association maps to a gene desert on 5p13.1 and modulates expression of PTGER4. *PLoS. Genet.* 3, e58-

50. Grip, O. et al. (2004) Circulating monocytes and plasma inflammatory biomarkers in active Crohn's disease: elevated oxidized low-density lipoprotein and the anti-inflammatory effect of atorvastatin. *Inflamm. Bowel. Dis.* 10, 193-200

51. Bernhard, W. et al. (1995) Composition of phospholipid classes and phosphatidylcholine molecular species of gastric mucosa and mucus. *Biochim. Biophys. Acta* 1255, 99-104

52. Stremmel, W. et al. (2005) Retarded release phosphatidylcholine benefits patients with chronic active ulcerative colitis. *Gut* 54, 966-971

53. Mourelle, M. et al. (1996) Polyunsaturated phosphatidylcholine prevents stricture formation in a rat model of colitis. *Gastroenterology* 110, 1093-1097

Index

A

5-ASA-Präparate 44
Abatacept 100
ABT-874 92
Adalimumab 59, 80
    Morbus Crohn 28
    Sicherheitsaspekte 69
Alicaforsen 102
Anamnese 36
Antibiotika 47
anti-Integrin-Antikörper 90
Antikörperbildung 65
anti-TNF-Therapie
    Adalimumab 28, 59, 69
    Certolizumab 29, 60, 70
    Colitis ulcerosa 29, 53
    extraintestinal 83
    Infliximab 26, 29, 54, 64
    Kontraindikationen 72
    Morbus Crohn 26, 52
    Nebenwirkungen 72
    Sicherheitsaspekte 64
    Wechsel 61
Apilimod 93
Arthritis 83
Ätiologie 34
Atorvastatin 104
Auge 84
Autophagie 19
Azathioprin 46

B

Basiliximab 101
Bildgebung 39
Budesonid 45

C

C326 99
CCR-9 102
CCX282-B 91, 102
CD25 101
CD3 100
CD40 101
Certolizumab 60, 80
    Morbus Crohn 29
    Sicherheitsaspekte 70
Chirurgie 48
chronisch-entzündliche Darmerkrankungen (CED)
    Anamnese 36
    anti-TNF-Therapie 26, 52
    Arthritis 83
    Ätiologie 34
    Auge 84
    bei Kindern und Jugendlichen 34
    Bildgebung 39

    Diagnostik 35
    Epidemiologie 34
    Genetik 12
    Haut 84
    Histologie 42
    IL-10 14
    Immunität, adaptive 21
    Immunität, angeborene 15
    Immunmodulatoren 52
    Klinik 38
    Labordiagnostik 38
    Pathogenese 34
    Pathophysiologie 12
    Therapie 43, 52, 90, 98
    TNFα 13
    Untersuchung, körperliche 37
CNI 1493 99
Colitis ulcerosa 81
    Infliximab 29
CTLA4 101

D

Delmitide 100
Diagnostik 35

E

Endoplasmatisches Retikulum 17
Endoskopie 41, 43
EP4 103
Epidemiologie 34
Epithel, intestinales 16
Erkrankungen, neurologische 68
Ernährungstherapie 47

F

Filgrastim 102
Firategrast 102
Flora, mikrobielle 20
Fontolizumab 99

G

Genetik 12

H

Haut 84
Hepatitis 68
Herzerkrankungen 68
Histologie 42
HIV 68

I

ICAM-1 102
IDEC-131 101
IFN-γ 99
IL-10 14
IL-12 .... 92, 98

IL-2 101
IL-23 92
IL-6 98
Immunität, adaptive 21
Immunität, angeborene 15
Immunmodulatoren 52
Infektionen 64
Infliximab 46, 54, 80
    Colitis ulcerosa 29
    Morbus Crohn 26
    Sicherheitsaspekte 64
IRAK 100

J
JNK 99

K
Klinik 38
Komplikationen, perioperative 67
Kortikosteroide, konventionelle 44
Krankheitsaktivität 38

L
Labordiagnostik 38
Lupus 66

M
Magen-Darm-Trakt 42, 43
Magnetresonanz-Enteroklysma 41
Makrophagen 16
Manifestationen, extraintestinale 83
MAPK 99
Methotrexat 46
MLN02 .... 91, 102
Morbus Crohn 81
    Adalimumab 28
    Certolizumab 29
    Infliximab 26

N
Natalizumab 90, 101
Neoplasien 66
NF-κB 99
NOD2 15

P
p38 99
Pathogenese 34
Pathophysiologie 12
Phosphatidylcholin 104
Probiotika 47
Prochymal 103
Psychologie 48

R
Rivenprost 103
Röntgen 40

S
Sargramostim 102
Schwangerschaft 68, 85
Sicherheitsaspekte 64
Signalkaskaden 99

Somatotropin 103
Sonographie 39
Stammzellen, mesenchymale 103
steroid-refraktärer 101

T
Tetomilast 103
Therapie
    5-ASA-Präparate 44
    Abatacept 100
    ABT-874 92
    Adalimumab 28, 59, 69
    Alicaforsen 102
    Antibiotika 47
    Antikörper-basiert 90
    anti-TNF-Therapie 26, 52
    Apilimod 93
    Atorvastatin 104
    Azathioprin 46
    Basiliximab 101
    Blockierung der Zell-Migration 101
    Budesonid 45
    C326 99
    CCX282-B 91, 102
    Certolizumab 29, 60, 70
    Chirurgie 48
    CNI 1493 99
    Colitis ulcerosa 29, 53
    Daclizumab 101
    Delmitide 100
    Empfehlungen 52
    Ernährungstherapie 47
    extraintestinal 83
    Filgrastim 102
    Firategrast 102
    Fontolizumab 99
    Hemmung der T-Zell-Aktivierung 100
    IDEC-131 101
    Infliximab 26, 29, 46, 54, 64
    Kortikosteroide, konventionelle 44
    Methotrexat 46
    MLN02 .... 91, 102
    Morbus Crohn 26, 52
    Natalizumab 90, 101
    Phosphatidylcholin 104
    Probiotika 47
    Prochymal 103
    Psychologie 48
    Richtlinien 52
    Rivenprost 103
    Sargramostim 102
    Sicherheitsaspekte 64
    Signalkaskaden 99
    Somatotropin 103
    Tetomilast 103
    Tocilizumab 99
    Ustekinumab 93
    Visilizumab 100
    Zytokinhemmung 98

TNFα 13
TNF-Antikörper 80
Tocilizumab 99
TRAF6 100
Tuberkulose 65
T-Zell-Aktivierung 100

U

Untersuchung, körperliche 37
Ustekinumab 93

V

Visilizumab 100

Z

Zell-Migration 101
Zytokinhemmung 98

Klinische Lehrbuchreihe
...Kompetenz und Didaktik!

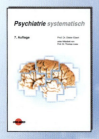
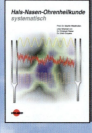
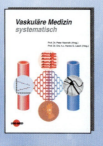
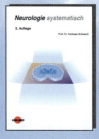
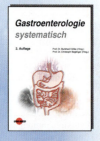
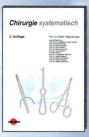
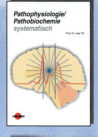
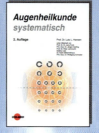
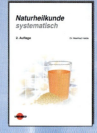
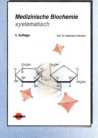
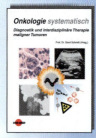
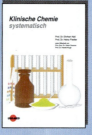
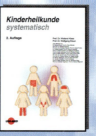
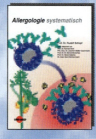
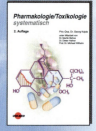
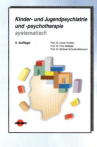
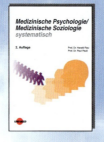
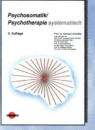
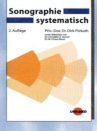
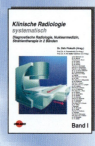
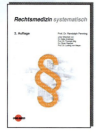
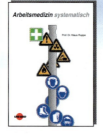
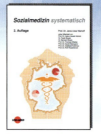
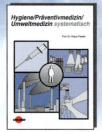
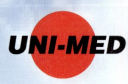

Diagnostik • Therapie • Forschung
UNI-MED SCIENCE -
Topaktuelle Spezialthemen!

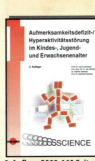
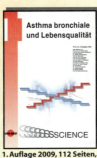
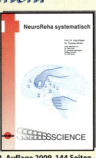
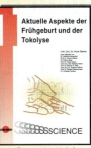
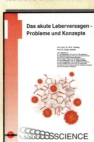
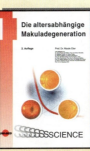
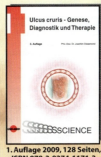
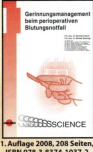
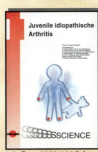
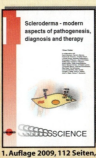
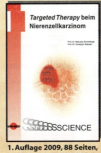
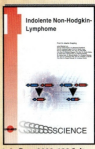
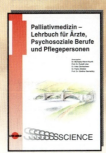
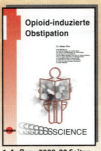
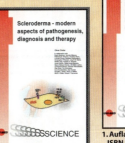
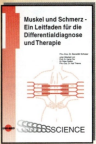

Alle Details zu unseren Büchern aktuell unter www.uni-med.de

...und ständig aktuelle Neuerscheinungen!

Gastroenterologische Fachliteratur von UNI-MED...

UNI-MED SCIENCE - topaktuelle Spezialthemen!

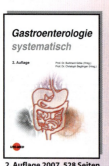
2. Auflage 2007, 528 Seiten,
ISBN 978-3-89599-168-4

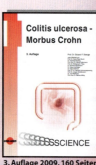
3. Auflage 2009, 160 Seiten,
ISBN 978-3-8374-1159-1

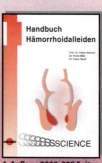
1. Auflage 2008, 208 Seiten,
ISBN 978-3-8374-1006-8

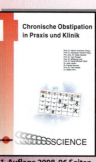
1. Auflage 2008, 96 Seiten,
ISBN 978-3-8374-1006-8

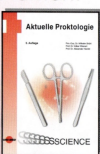
3. Auflage 2008, 160 Seiten,
ISBN 978-3-8374-1031-0

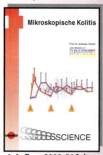
1. Auflage 2008, 56 Seiten,
ISBN 978-3-8374-1044-0

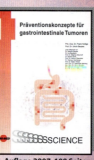
1. Auflage 2007, 108 Seiten,
ISBN 978-3-89599-286-5

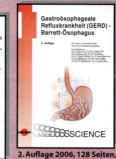
2. Auflage 2006, 128 Seiten,
ISBN 978-3-89599-935-2

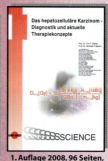
1. Auflage 2008, 96 Seiten,
ISBN 978-3-8374-1045-7

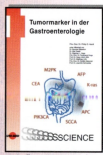
1. Auflage 2008, 96 Seiten,
ISBN 978-3-89599-223-0

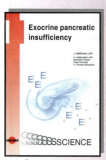
1. Auflage 2007, 72 Seiten,
ISBN 978-3-89599-202-5

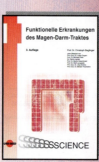
3. Auflage 2007, 112 Seiten,
ISBN 978-3-89599-246-9

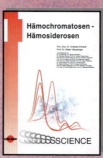
1. Auflage 2006, 144 Seiten,
ISBN 978-3-89599-942-0

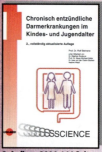
2. Auflage 2006, 144 Seiten,
ISBN 3-89599-957-1

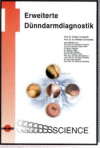
1. Auflage 2006, 112 Seiten,
ISBN 978-3-89599-981-9

...liegt nicht schwer im Magen!

UNI-MED Verlag AG • Kurfürstenallee 130 • D-28211 Bremen
Telefon: +49/421/2041-300 • Telefax: +49/421/2041-444
e-mail: info@uni-med.de • Internet: www.uni-med.de